DE

L'HÉMÉRALOPIE

ÉPIDÉMIQUE,

PAR LE Dr BAIZEAU,

Médecin-major de première classe, Professeur agrégé au Val-de-Grâce.

PARIS

LIBRAIRIE DE LA MÉDECINE, DE LA CHIRURGIE ET DE LA PHARMACIE MILITAIRES

VICTOR ROZIER, ÉDITEUR,

RUE CHILDEBERT, 11.

Près la place Saint-Germain-des-Prés.

1861

DE

L'HÉMÉRALOPIE

ÉPIDÉMIQUE,

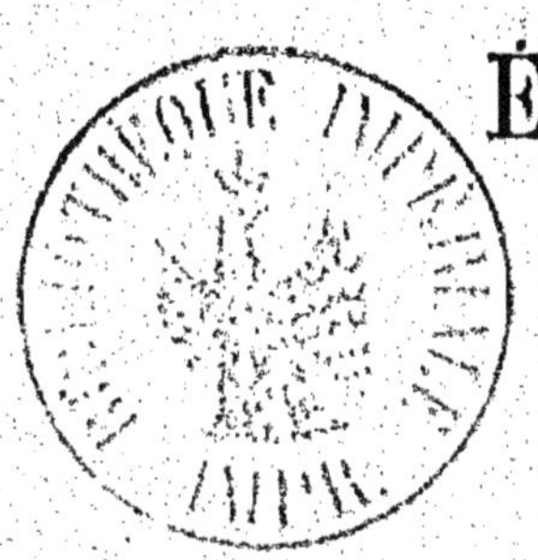

PAR LE Dr BAIZEAU,

Médecin-major de première classe, Professeur agrégé au Val-de-Grâce.

PARIS

LIBRAIRIE DE LA MÉDECINE, DE LA CHIRURGIE ET DE LA PHARMACIE MILITAIRES

VICTOR ROZIER, ÉDITEUR,

RUE CHILDEBERT, 11,

Près la place Saint-Germain-des Prés.

1861

Imprimerie de Cosse et J. Dumaine, rue Christine, 2.

DE

L'HÉMÉRALOPIE

ÉPIDÉMIQUE.

Chaque profession, par la spécialité des conditions qu'elle impose à des groupes d'individus, tend à produire dans leur organisme certaines modifications qui les disposent à des maladies différentes de celles que l'on observe dans les autres classes de la société, par leur fréquence, leur physionomie ou par leur nature. Mais aucune peut-être ne présente autant d'éléments propres à changer la constitution médicale que la vie militaire : aussi l'armée a-t-elle son cadre nosologique distinct. Parmi les maladies qu'il renferme, plusieurs ont été très-bien étudiées, telles que le scorbut, le typhus, la dysenterie, la méningite cérébro-spinale épidémique, l'adénite cervicale, la stomatite ulcéreuse, etc. Mais il en est d'autres dont l'histoire est restée incomplète : de ce nombre est l'héméralopie, affection bizarre dans ses allures, et que jusqu'ici on avait cru familière seulement aux pays chauds.

Contrairement à cette opinion, cette maladie se développe très-souvent dans nos climats : presque inconnue, il est vrai, dans la population civile, elle se rencontre fréquemment dans l'armée. Elle s'y montre en général sous forme épidémique, et il n'est pas d'année où des épidémies ne surviennent dans quelques garnisons, soit au nord, soit au midi, soit sur un autre point de la France. Plusieurs fois il nous a été donné de l'étudier.

A Lyon en 1856, nous avons suivi avec attention une épidémie qui avait atteint le 58e de ligne, dont nous étions alors médecin-major. Le régiment, caserné dans les forts placés sur les coteaux qui dominent à gauche le cours de la Saône, était dans les meilleures conditions de santé; pendant l'hiver, les maladies avaient été rares, et quelques affections thoraciques sans gravité avaient seules nécessité l'entrée de quelques hommes à l'hôpital. L'épidémie débuta le 28 mars, et, pendant tout le mois d'avril, le nombre des héméralopes fut considérable. Le 16 mai, notre division quitta Lyon, pour aller prendre possession du camp baraqué de Sathonay, établi sur un plateau élevé et sablonneux, à deux lieues et au sud de Lyon. Dans les premières semaines de notre installation au camp, le temps fut très-variable, cependant la température était assez chaude. Les cécités nocturnes, en petit nombre à notre arrivée, devinrent bientôt assez considérables; mais, à la fin de mai, des pluies abondantes ayant refroidi l'atmosphère, elles cessèrent de se montrer pour reparaître quelques jours après avec le retour des chaleurs. Le 20 juin, notre régiment reçut l'ordre de se rendre à Marseille, et nous pensions que ce déplacement allait définitivement nous délivrer de cette affection; il n'en fut rien. Toutefois, malgré la chaleur excessive qu'il fit pendant tout l'été, les cas furent disséminés et se manifestèrent presque exclusivement dans deux compagnies logées sous la tente; au mois de septembre, ils s'accrurent, et se montrèrent de préférence chez les hommes atteints au printemps. Enfin, avec l'hiver, l'héméralopie disparut complétement pour revenir vers la seconde quinzaine de l'année suivante.

Dans les mois d'avril et de mai 1857, et pendant l'automne de la même année, nous eûmes une nouvelle occasion d'observer cette affection. Une épidémie se développa dans l'armée de Paris ; et, comme toutes celles que l'on voit à chaque printemps dans cette garnison, elle attaqua un grand nombre d'individus, sévissant à peu près également dans chaque régiment, quelles que fussent la position et l'installation des casernes. Pendant les fortes chaleurs, il y eut un arrêt, mais l'épidémie reprit son cours en automne et se termina aux premiers froids.

En 1858, elle reparut encore au mois de mars, et cessa au mois de juillet, après avoir suivi la même marche et présenté les mêmes particularités que les épidémies précédentes. Les années suivantes, les cas d'héméralopie ne furent pas moins nombreux.

Peu grave, compromettant rarement la vue et ne laissant que très-exceptionnellement des traces, l'héméralopie a cependant des inconvénients, surtout chez le soldat, auquel souvent est confié, pendant la nuit, un poste important, et qui, en campagne, peut être appelé à faire des marches, à attaquer ou se défendre. Nous tenons du général Bazaine, gouverneur de Sébastopol après la prise de cette ville, que la proportion des héméralopes était telle, à un moment donné, dans certains régiments, qu'il n'y avait plus le nombre d'hommes suffisant pour monter la garde. Comme nous le verrons, à d'autres points de vue, cette affection n'offre pas moins d'intérêt et n'est pas moins utile à étudier. Guidé par ces considérations, nous avons entrepris son histoire ; nous avons d'abord eu l'intention de borner ce travail à la relation des épidémies dont nous venons de parler, mais, en poursuivant nos recherches historiques, nous avons été entraîné à lui donner beaucoup plus d'extension et à envisager l'héméralopie d'une manière générale, tout en nous occupant plus particulièrement de la forme épidémique qui est propre à l'armée.

Historique. — Jusqu'à la fin du siècle dernier, la cécité nocturne a généralement été désignée sous le nom de nyctalopie (νυξ *nuit*, οψ *vue*). Maître-Jean, Dujardin, Bergen, Dupont, Roussilhe-Chamseru et d'autres se sont servis de cette expression dans ce sens. Le mot héméralopie (ημερα *jour*, οψ *vue*) était regardé comme synonyme de la cécité diurne, et par exception, quelques auteurs l'appliquaient à l'aveuglement de nuit. Peu à peu, cette dernière signification a prévalu, et est aujourd'hui acceptée par tout le monde, tandis que le mot nyctalopie a été réservé pour désigner la cécité diurne. L'héméralopie a encore reçu les noms de *Nocturna cecitudo*, *Visus diurnus*, *Dysopia tenebrarum*, *Luciosa affectio ; Cécité nocturne*, *Vespérine*, *Aveuglement de nuit*, *Amblyopie nocturne*. Scarpa l'a décrite sous celui d'amblyopie crépusculaire; pour Dupont, c'est la goutte sereine nocturne; Beer a proposé de l'appeler nyctamblyopie, réservant le mot d'héméramblyopie pour l'affaiblissement de la vue pendant le jour; mais M. Serres, d'Uzès, préfère employer ce dernier comme synonyme d'héméralopie.

La plupart de ceux qui se sont occupés de l'étude historique de l'héméralopie font remonter sa connaissance jusqu'à Hippocrate, et pour eux, le mot nyctalopie, employé par le médecin de Cos, s'appliquerait à la cécité nocturne. Selon M. Littré (*Dictionnaire de Nysten*, p. 865), Hippocrate et Galien auraient désigné, sous le nom de nyctalopie, la cécité diurne.

Pour nous, d'après les écrits de Galien, d'Aëtius et d'autres auteurs, il nous a paru qu'autrefois on réunissait sous cette même dénomination l'une et l'autre affection. Galien, en effet, s'exprime de la manière suivante : « *Nyctalopes vocantur qui die vident obtusiùs, sole occiduo, acrius nocte magis adhuc, vel contra die parum, vespero aut nocte prorsus nihil.* » (T. 14, p. 776, C. 16. *De oculorum affectibus*, édit. Kühn.)

Aëtius, comme Galien, confond également, sous le nom de nyctalopes, ceux qui n'y voient pas la nuit et qui sont privés de la vue pendant le jour, et fait la remarque que ces derniers sont plus rares que les premiers (*Aëtius, liber* 7, p. 315). A partir d'Aëtius jusqu'au commencement du siècle, le mot nyctalopie fut réservé presque exclusivement pour exprimer la cécité nocturne.

Hippocrate parle de la nyctalopie (*Prédictions*, t. 1, liv. 2, c. 42, p. 108, édit. Foës), mais sa description peut tout aussi bien s'appliquer à l'héméralopie ; et lorsqu'on examine la définition qu'il donne de cette maladie : « *Voir clair pendant la nuit est une maladie que nous nommons nyctalopie...* », on doit se demander si une négation n'aurait pas été supprimée par ceux qui nous ont transmis ses œuvres. En dehors de ce chapitre, il n'a rien ajouté à l'histoire de cette affection ; décrivant la constitution médicale qu'il a observée à Périnthe, il dit seulement qu'un certain nombre de personnes devenaient nyctalopes, surtout parmi les jeunes enfants (t. 1, l. 6, *Des épidémies*, sect. 7, p. 483, édit. Foës).

Celse (1), Galien (2) et leurs successeurs ne nous ont laissé que des documents fort incomplets sur l'héméralopie; on ne trouve dans leurs écrits que quelques indications thérapeutiques qu'Oribase a rappelées dans ses *Collectanea* (liv. 4, c. 18), et dans ses *Synopses* (liv. 8, c. 46). Il préconise les frictions avec le foie de bouc, les saignées du pli

---

(1) Celse, liv. 6, c. 38, p. 181, édit. Des Etangs.

(2) Galien, t. 14, liv. 1er, c. 4, *De remediis parabilibus*.

du bras et du grand angle de l'œil, les purgatifs, les sternutatoires, les sialagogues, l'occlusion des paupières et la compression des yeux unis aux onctions avec une mixture composée de deux parties d'alun d'Egypte calciné, d'une partie de sel et de trois de miel.

Comme les auteurs qui précèdent, Aëtius ne s'occupe que du traitement de l'héméralopie ; mais c'est encore l'auteur qui nous a transmis le plus de détails sur cette affection ; tous ceux qui viennent après lui, Alexandre de Tralles (*De arte medic.*, liv. 2, c. 6), Paul d'Egine (*De medico*, liv. 3, c. 22), n'ont fait que le copier.

Avicenne (1), Actuarius (2), l'attribuent à l'épaississement des humeurs de l'œil ou à l'humidité des nerfs ; quelquefois, dit Avicenne, elle est déterminée par une autre maladie des yeux ou elle tire son origine par sympathie soit de l'estomac, soit du cerveau. Il la croit plus fréquente chez ceux qui ont les yeux noirs, la pupille très-étroite.

Guy de Chauliac, A. Paré (3) se contentent de définir la nyctalopie. Quoique moins concis, Sennert (4) et Maître-Jean (*Traité des maladies des yeux*, 1707) n'ont rien ajouté à l'histoire de cette maladie.

Dans des leçons publiques faites en 1708, et imprimées à Gœttingue en 1746 (*Prælectiones publicæ de morbis oculorum*), Boërhaave regarde l'héméralopie comme la conséquence de l'immobilitéet de l'étroitesse de la pupille, qui, ne se dilatant pas la nuit, ne donne accès qu'à une quantité insuffisante de lumière, ou comme la suite d'une disposi-

---

(1) Avicenne, trac. 4, liv. 3, fen. 3.

(2) Actuarius, *De methodo medendi*, lib. 4, c. 2, et lib. 2, c. 7.

(3) A. Paré, t. 3, p. 415, édit. Malgaigne.

(4) Sennert, lib. 1, c. 44, sec. 2, *De cecitate et visûs debilitate.*

tion du nerf optique qui rend l'œil presque insensible si ce n'est à l'exposition d'une vive clarté.

Sauvages, qui en parle assez brièvement dans sa *Nosographie méthodique* (t. 1er, p. 732, 1768), la rattache, avec Maître-Jean, à l'afflux de la sérosité vers l'organe de la vue, et conseille l'emploi des purgatifs, des émétiques, des vésicatoires et de tout ce qui peut enlever l'excès de sérosité de la masse du sang.

Après Sauvages jusqu'à Roussilhe-Chamseru on ne trouve aucun travail important sur la cécité nocturne ; on se borne à faire des théories hypothétiques pour expliquer la nature de cette affection, théories dans lesquelles on fait sans cesse intervenir l'épaississement des humeurs ou des membranes oculaires. Pour le traitement rien n'est changé à ce qui a été indiqué par Aëtius, Avicenne, etc. En 1786 Roussilhe-Chamseru, membre de la société royale de médecine, publia dans les recueils de cette société un mémoire très-intéressant sur une épidémie d'héméralopie qu'il avait été chargé, comme délégué de cette compagnie, d'étudier dans plusieurs villages situés près de la Roche-Guyon. Il divisa son mémoire en trois parties : une seule, ayant trait à l'étiologie, a été publiée. Il est regrettable que des circonstances fortuites soient venues nous priver des deux autres parties qui devaient terminer ce travail, qui, quoique incomplet, offre un grand intérêt et mérite d'être consulté. Plusieurs années après, en 1797, ce même auteur a repris cette question en faisant le compte rendu d'un mémoire de Dupont, médecin en chef de l'armée de Sambre-et-Meuse (*Recueil de la société de médecine*, t. 2, p. 80). Dans ce nouveau travail, Chamseru reproduit les idées qu'il avait professées en 1786 et y joint quelques faits importants. Après avoir lu tout ce qui a été écrit depuis lors sur l'héméralopie, on parcourt encore avec fruit les pages qui nous ont été laissées par ce praticien.

En Angleterre, Bamfield a fait imprimer dans les *Transactions médico-chirurgicales* (t. 3, p. 32) un excellent mémoire dans lequel sont consignés les résultats de son observation dans les pays chauds. Simpson, en 1819, a publié à Glascow des faits que nous regrettons de n'avoir pu nous procurer; nous en dirons autant d'un travail de Forbes inséré dans le Journal de chirurgie et de médecine d'Edimbourg (n° 28, p. 417). Nous rappellerons en passant l'article *Héméralopie* de l'Encyclopédie de Rees, la dissertation inaugurale de Richter (*Radius scrip. ophth. min.*, v. 3, p. 173, 1828), et nous signalerons tout spécialement le Dictionnaire de chirurgie de A. Cooper, dans lequel sont reproduites les principales idées de Bamfield, et l'article de M. Raige Delorme dans le *Dictionnaire de médecine en* 30 *volumes.*

Larrey nous a transmis de son côté (*Clinique chirurgicale*, t. 5 et 4) quelques détails intéressants sur cette affection; mais c'est à peine si Ozanam s'en occupe dans son Traité des épidémies (t. 4, p. 180). M. Deval a consacré quelques pages à l'héméralopie dans son ouvrage sur l'amaurose (p. 294 et 410), et M. Serres d'Uzès en a dit quelques mots dans son Essai sur les phosphènes (p. 376), ainsi que M. Fonssagrives, dans son *Hygiène navale* (t. 3, p. 354) et M. Forget dans sa *Médecine navale* (t. 2, p. 70).

Les revues périodiques renferment également quelques mémoires sur cette maladie et plusieurs relations d'épidémie. Les *Annales d'oculistique* ont donné en 1840 (2e série, t. 3, p. 117) un travail de M. Szolkaski qui n'est pas sans intérêt. La *Gazette médicale* a publié en 1854 (p. 132) un article de M. Netter; en 1847 (p. 685 et 705) des considérations importantes sur le même sujet par

M. Sichel; en 1850, une note de M. Dutroulau dans laquelle il discute l'étiologie de cette affection. Ajoutons que des thèses nombreuses sur l'héméralopie ont été soutenues par des médecins de marine ou de l'armée de terre. Enfin nous citerons les traités d'ophthalmologie de Scarpa, Weller, Mackenzie, Carron du Villars, de MM. Stœber, Desmarres, etc., dans lesquels on trouve une description plus ou moins complète de cette maladie. Dans cette énumération, nous avons laissé de côté quelques documents qui ne sont pas sans importance, mais nous y reviendrons dans le cours de ce travail (1).

Étiologie.—Causes prédisposantes.—L'héméralopie peut être sporadique, endémique ou épidémique; elle se montre principalement sous forme épidémique ou endémique dans les pays chauds et même dans quelques contrées tempérées. La forme sporadique est beaucoup plus rare; toutefois il est une variété, l'héméralopie symptomatique d'une amaurose, qui se manifeste toujours sporadiquement; mais elle ne doit pas trouver place ici, son histoire se rattachant mieux à celle de cette dernière affection.

Climats et professions.—La cécité nocturne a surtout été observée dans les régions tropicales, dans les Indes, dans les Antilles, à la Havane, aux Moluques. Bontius, dans son *Traité de maladies des Indes;* Bamfield, dans les *Transactions médico-chirurgicales*, et la plupart des médecins qui ont écrit sur les maladies des pays chauds disent en

---

(1) Depuis la présentation de ce Mémoire à l'Académie de médecine, plusieurs publications intéressantes ont été insérées dans divers recueils; nous rappellerons celles de MM. Laveran (*Gaz. hebd.*, 1858, p. 740), Bardinet (*Moniteur des hôpitaux*), Weber (*Mémoires de méd., de chirur. et de pharm. milit.*), et Coindet.

effet qu'elle est très-fréquente dans les contrées équatoriales.

Hillary affirme qu'il l'a vue régner endémiquement à la Barbade, en Afrique et dans toute la zone torride (*Diseases indigenous in the West India Islands, London* 1766, p. 302 et 299, 2e édit.). D'après le père d'Entrecolles elle existe en Chine et y est commune (*Lettres édifiantes. Recueil* 24, p. 430, Paris, 1739). Dupont l'a rencontrée sur les côtes d'Afrique depuis l'île de Gorée jusqu'au Gabon, chez les peuplades habitant le voisinage des lacs et des rivières entourés de marais et de forêts. Il l'a trouvée dans les parages de l'Amérique septentrionale et méridionale et particulièrement aux Antilles. Guillaume Pison prétend qu'elle est très-connue au Brésil (*Hist. naturelle du Brésil, Amsterdam*, 1658, l. 3. c. 3). Larrey a constaté sa présence en Egypte, à Terre-Neuve, et a remarqué que les soldats en étaient frappés lorsqu'ils stationnaient le long des rivières et sur le bord de la mer (*Clinique chirurgicale*, t. 4, p. 58).

En France et dans les contrées septentrionales, l'héméralopie serait au contraire fort rare, au dire des ophthalmologistes, et ne se montrerait que par hasard et isolément. Il paraîtra sans doute étrange que cette opinion ait été acceptée sans conteste et reproduite dans tous les ouvrages d'oculistique, lorsqu'on saura, ainsi que nous allons le démontrer, que de nombreuses épidémies ont eu lieu dans diverses parties de l'Europe et que cette affection s'observe journellement en France, non-seulement dans les régions méridionales, mais encore dans les localités froides et humides et même près des montagnes couvertes de neige. Voici en effet ce que nos recherches nous ont appris.

Le régiment de Picardie, dit Dupont, fut en 1762 atteint de cécité nocturne à Strasbourg, et plusieurs sentinelles tombèrent dans les fossés pendant leur faction de nuit. Il changea de garnison ; mais pendant les années suivantes, à chaque printemps, il eut à lutter contre cette affection, qui se développa avec une grande intensité en Corse. On le retrouve encore en 1782 et 1783 à Lille avec de nombreux héméralopes.

Guyetand avait fait les mêmes observations dans le régiment de Bretagne, qui fut successivement poursuivi par l'aveuglement nocturne, à Briançon, à Montdauphin, à Embrun et, plus tard, en 1762 et 1763, au Fort-Louis du Rhin (*Recueils de la société de médecine*, t. 2, p. 80 et suiv.).

En 1762 la garnison de Gœttingue fut victime d'une semblable épidémie. Bouilland, chirurgien-major, nous apprend qu'au mois de mars 1768, plusieurs soldats casernés à Montdauphin dans les Hautes-Alpes furent frappés du même trouble visuel qui depuis y a reparu plusieurs fois. En 1785, Jacquinet, chirurgien du régiment l'Agenois, l'observa au Fort-Louis du Rhin. En même temps, et les années suivantes, Dupont le signala dans la garnison de Schélestadt et de Toul.

Dans sa *Nosographie méthodique*, Sauvages a rappelé deux épidémies d'héméralopie qui, deux années de suite, parurent aux environs de Montpellier dans les villages avoisinant les rivières, et qui sévirent de préférence sur les soldats couchés en plein air au milieu d'une atmosphère humide. Ces épidémies se sont souvent reproduites à Montpellier ou dans les localités environnantes. A la fin de janvier 1786, Fournier (1) donna ses soins à soixante-dix soldats qui, en garnison dans cette ville, devinrent héméralopes.

En 1816, les troupes étrangères campées sur nos frontières du Nord et de l'Est furent atteintes par la même affection

(1) *Journal de Vandermonde*, t. 4, p. 170, et t. 5, p. 162.

(*Cliniq. chir.*, t. 4, p. 52, Larrey). Aux mois d'avril et de mai 1832, une épidémie se manifesta dans les villes et les places fortes situées sur la rive gauche du Rhin ; elle se fit principalement sentir à Strasbourg, Huningue, Neufbrisach, Colmar, et frappa un grand nombre de soldats et d'habitants de la classe indigente. « Les officiers, dit Larrey, qui pouvaient se soustraire aux effets des variations brusques de « température et aux vicissitudes du matin, des armes et « autres métiers, en furent exempts. Elle sévit sur les sol- « dats qui s'exposèrent à l'impression du froid et du se- « rein pendant le jour après avoir été réchauffés dans les « corps de garde ou dans les maisons chauffées avec des « poêles en fonte usités dans ce pays » (*Loco citato*, t. 4, p. 54). La même année, M. Poulain, chirurgien-major, vit naître à Belfort une épidémie qui atteignit quatre-vingt-dix soldats du 36ᵉ de ligne et une vingtaine de dragons ; ayant débuté le 15 février, elle se termina dans les premiers jours d'avril. En 1833, M. Déconihout, aide-major au 6ᵉ de ligne, étant à Montdauphin, constata l'héméralopie chez vingt hommes de son détachement.

En 1837, 1838 et 1839, M. Biard, médecin-major, l'observa à Strasbourg et à Metz. M. Valette nous a fait connaître de son côté qu'elle était presque constante à Verdun et à Strasbourg, et qu'elle affectait chaque année près d'un dixième de la garnison de cette dernière ville (*Mém. de méd. milit.*, t. 49, p. 108 et 120). M. Bégin a confirmé cette observation dans son *Traité de médecine opératoire* (t. 2, p. 493). Il est bon de faire remarquer que déjà, en 1772, Lombard avait fait la même observation, et qu'il écrivait à la société de médecine de Paris que cette affection était endémique parmi les troupes en résidence à Strasbourg. Aujourd'hui rien n'est changé, elle y est aussi fréquente qu'autrefois; on la voit apparaître à chaque printemps, ainsi que le constatent les rapports adressés par plusieurs médecins militaires au conseil de santé des armées. En 1853, à Wissembourg, soixante-dix soldats du 75e de ligne en garnison dans cette ville devinrent héméralopes, pendant que, chose à noter, dans deux escadrons de cuirassiers occupant la même caserne, il n'y en eut pas un seul (*Gaz. méd.*, 1845, p. 132). Au camp de la Moselle, à Sailly près de Metz, dans le mois de septembre 1844, plusieurs régiments en ont offert quelques cas, et, en 1854, le 56e régiment de ligne en garnison à Sedan a été en butte à la même affection.

Les épidémies, comme on le voit, n'ont pas manqué dans le nord de la France, et il nous serait facile, si c'était nécessaire, d'augmenter nos citations ; car il est peu d'années où l'on n'ait pas lieu d'en observer. Dans l'Est, l'héméralopie n'est pas moins connue. Des soldats nous ont dit en avoir été pris à Mâcon. Elle s'est plusieurs fois manifestée à Besançon, et semble y être commune. En effet elle y a été remarquée en 1842, 1852, 1853 et à la fin d'avril 1854. Pendant cette dernière année, M. Champouillon a compté cinquante héméralopes dans le 58e de ligne, qui, au printemps précédent, avait déjà eu une première atteinte. D'après quelques observations, l'épidémie se concentrerait le plus ordinairement dans la citadelle.

A Lyon, la cécité n'est guère moins fréquente que dans le Nord. Plusieurs chirurgiens militaires qui ont tenu garnison dans cette ville nous ont affirmé que chaque année elle se montrait parmi les troupes. En 1856, nous l'avons vue sévissant avec violence sur le 58e de ligne, et au printemps suivant, M. Champenois, médecin-major du 57e de ligne, la remarquait dans ce régiment. Elle y avait déjà été aperçue à d'autres époques par quelques observateurs ; ainsi, en 1819, les soldats suisses, manœuvrant à Lyon par un soleil ardent, furent pris d'amblyopie nocturne (Ozanam, *Des maladies épidém.*, t. 4, p. 180).

M. Gensoul dit dans le *Journal de la clinique de Lyon* (p. 299) que plusieurs soldats se présentèrent à lui avec des accidents semblables, qu'il attribua à l'éclat du soleil réfléchi par l'eau de la rivière près de laquelle était placée leur caserne.

Nous avons signalé l'héméralopie en Corse, à Montpellier. On a encore eu l'occasion de la rencontrer dans d'autres localités du Midi. M. Chauffart l'a vue à Avignon chez plusieurs soldats qui la rapportaient à leur séjour dans une caserne nouvellement blanchie à la chaux (*Arch. gén. de méd.*, série 2). Dans ces dernières années elle a fait plusieurs apparitions à Marseille. En 1845, elle s'est développée dans le dépôt du 45e de ligne. En 1856 et 1857, elle a sévi dans le 58e de ligne. Nous ignorons si elle est connue dans d'autres garnisons du Midi, mais nous sommes très-disposé à croire qu'elle doit s'y montrer.

L'héméralopie existe également dans l'Ouest ; nous en avons recueilli quelques exemples à La Rochelle, dans le 61e de ligne, Bridault raconte qu'à Oléron plusieurs soldats en ont été atteints, et Rochard prétend qu'à Belle-Isle elle est ordinaire dans la partie orientale de l'île. A Paris, elle est très-fréquente dans la garnison; chaque printemps elle y apparaît, variant en intensité, suivant certaines conditions que nous aurons à apprécier plus loin. Elle se montre de même dans les régiments occupant Versailles, Saint-Denis, Meaux, etc. En 1844, M. Lallemand, professeur agrégé au Val-de-Grâce, l'a remarquée sur des soldats travaillant aux fortifications de Paris, et, en 1853, sur les troupes campées dans les plaines de Satory.

Cet aperçu sur les épidémies d'héméralopie dans l'armée est certainement incomplet ; cependant il permet de constater le développement de cette maladie à peu près sur tous les points de la France : dans le Midi, à Marseille, Avignon, Montpellier ; dans l'Est, à Lyon, Mâcon, Besançon ; dans le Nord, à Lille, Metz, Strasbourg, Verdun, Sedan, etc. ; dans l'Ouest, à Oléron, Belle-Isle, La Rochelle ; en se rapprochant du centre à Paris, Versailles, etc. On remarque qu'elle règne aussi bien dans les pays de montagne, à Embrun, Montdauphin, que dans les pays de plaine ; et que, si dans quelques villes elle est passagère et ne s'y observe pas chaque année, dans d'autres, telles qu'à Paris, Lyon, Strasbourg et dans la plupart des garnisons du Nord, elle y est endémique, revenant à chaque printemps et souvent pendant l'automne.

Les épidémies que nous venons de rappeler ne sont certainement pas les seules qui aient eu lieu ; un grand nombre n'ont pas été signalées ; et en faisant appel à tous les médecins militaires, il serait facile, nous n'en doutons pas, d'en augmenter considérablement le chiffre.

L'héméralopie n'est pas plus inconnue dans les autres contrées de l'Europe qu'en France. Pendant la campagne de 1793, les soldats piémontais, bivouaquant nuit et jour sur des montagnes couvertes de neige, fournirent une grande quantité d'amblyopies nocturnes (Carron du Villars, t. 2, p. 487). On rapporte que les prisonniers français abandonnés par les Espagnols à Cabrera (îles Baléares) sans vêtements, sans abris, restant exposés à l'ardeur du soleil pendant le jour et au froid pendant la nuit, devinrent héméralopes et scorbutiques. Larrey raconte qu'il a trouvé beaucoup de soldats atteints de cécité nocturne dans les hôpitaux belges pendant l'automne de 1841. Hubner parle d'une épidémie qui sévit en août 1834 sur deux bataillons du 19e de ligne prussiens cantonnés à Ehrenbrechtein et à Pfaffendorf, et qui attaqua cent trente-huit soldats.

Le Journal de médecine militaire de Lisbonne, *Œscholiaste-medico*, du 31 décembre 1856, donne la narration d'une épidémie qui a régné la même année sur la garnison de Lisbonne. Pendant la guerre d'Orient, l'héméralopie s'est jetée sur nos troupes à leur arrivée à Gallipoli, et plus tard à plusieurs reprises elle a reparu en Crimée ; mais jamais elle n'a été plus intense qu'au commencement de la campagne ; fait important au point de vue étiologique.

Enfin on sait qu'elle n'est pas étrangère à nos possessions africaines et qu'elle a souvent été notée pendant les expéditions parmi les régiments couchant la nuit sous la tente.

Jusqu'ici nous n'avons vu l'héméralopie que chez le soldat; elle se rencontre aussi dans la population civile, mais beaucoup plus rarement. L'habitant reste presque toujours à l'abri des épidémies qui atteignent les garnisons, et c'est à peine si on apercoit çà et là quelques cas sporadiques. Cependant nous sommes parvenu à réunir plusieurs épidémies qui ont eu cours en dehors de l'armée. Mais il est à remarquer que toutes se sont développées soit dans les pensionnats, soit à la campagne chez les cultivateurs.

Dans les Mémoires de la société royale de médecine de 1786, Roussilhe-Chamseru nous a transmis l'histoire d'une épidémie qui s'abattait tous les printemps sur Saint-Martin, Guerne et Follainville, villages près de Mantes ; un vingtième de la population de Saint-Martin, un dixième de celle de Follainville étaient généralement atteints par l'épidémie.

En Podolie, d'après Meissner, un grand nombre d'habitants sont affectés de cécité nocturne pendant le carême (Halle, 1819, *Bemerkungen aus dem Tagebuche eines Arztes*, etc.) [Observations tirées du journal d'un médecin chirurgien], et le docteur Fuss de Saint-Pétersbourg (*Med. practische Abhandlungen von deutschen in Russland le-*

berrden Aerzten [Traité de médecine pratique par des médecins allemands habitant la Russie], t. 1, p. 239) parle d'une épidémie qui règne en Russie sur la classe pauvre à l'époque du jeûne qui se prolonge pendant sept semaines avant Pâques.

M. Jobit (thèse de Montpellier, 1829) a, comme Dupont et Boneccase, remarqué l'héméralopie à Cadix, surtout parmi cette foule de mendiants que la misère oblige à rester couchés pendant des nuits très-fraîches dans les rues ou à la porte des couvents et des églises.

Chamseru cite une épidémie qui survint en 1781 dans un pensionnat d'enfants établi hors des barrières de Paris, au sud-ouest du faubourg Saint-Germain, et qui se renouvela plusieurs années de suite. Cet établissement, situé sur ces terrains précédemment affectés à des combats d'animaux et à leur sépulture, étant plus bas de 4 à 5 pieds que le pavé de la rue, recevait les eaux des toits et les immondices des cuisines, de sorte que dans les temps d'orage tout était inondé. L'épidémie commençait en septembre ou octobre et finissait à l'arrivée de l'hiver, pour reprendre au printemps et se continuer jusqu'en juin.

J. Franck raconte que, par suite de l'extrême pénurie de l'alimentation et de l'usage exclusif de substances végétales sans assaisonnement, les enfants d'une maison d'orphelins devinrent héméralopes et qu'il suffit de faire ajouter du lard à leurs aliments pour les guérir (*Pathologie interne*, t. 3, p. 542).

On a donné, dans les *Archives générales de médecine* (2e série, t. 7, p. 249), la description succincte d'une épidémie observée dans une maison de bienfaisance à Berlin, renfermant cent enfants ; elle arrivait au mois d'avril et cessait au mois d'août. Elle récidiva pendant cinq années consécutives et disparut définitivement.

Le Bulletin de la société de médecine et de pharmacie de la Haute-Vienne de 1856 fait mention d'une épidémie développée en mars et avril sur un certain nombre d'enfants d'une des écoles de Limoges, et qui fut attribuée à une température élevée et à la réflexion des rayons solaires sur les murs passés à la chaux.

M. Bardinet, directeur de l'école préparatoire de médecine de Limoges, a constaté, en 1854, un assez grand nombre de cas d'héméralopie dans le Limousin ; et il paraît que cette affection est assez fréquente dans la Haute-Vienne, dans les parties limitrophes de la Corrèze et principalement dans l'arrondissement de Saint-Yrieix.

Pendant trois années, de 1854 à 1857, le docteur Despont l'a vue sous forme épidémique dans la population rurale de Mauvezin, département du Gers. Elle était, dit-il, à peu près inconnue dans ces contrées avant cette époque, et il ne sait trop à quelle cause la rattacher ; sans rien affirmer, il pense que la rareté du vin par suite du ravage de l'oïdium peut y avoir contribué (*Union médicale*, 1858, 9 septembre).

Enfin, M. Ferrus, inspecteur général des prisons, m'a dit qu'en 1858 un certain nombre d'héméralopies s'étaient manifestées dans une des prisons de Lyon, bien que l'état sanitaire fût satisfaisant, et qu'il n'y eût pas trace de scorbut. La maladie frappait particulièrement ceux qui taillaient de la pierre dans une cour exposée aux rayons solaires. C'est la seule épidémie de ce genre qu'il ait rencontrée dans les prisons.

Une autre classe d'hommes paie un large tribut à cette maladie ; c'est celle des marins. Plusieurs médecins qui ont voyagé sur mer nous ont transmis la description de nombreuses épidémies, mais il faut noter que leurs observations ont toutes été prises dans les pays équatoriaux.

Bontius assure que les passagers qui vont à Amboine et aux Moluques y sont très-exposés. Jobit l'a observée à bord de la frégate *la Constance* pendant trois années de station aux Antilles, de 1823 à la fin de 1825. Il y eut plus de cent héméralopes sur quatre cents hommes d'équipage. Dans une traversée de Saint-Domingue à la Martinique, la même maladie se présenta sur la frégate *la Didon* (*Gaz. méd.*, 1840, p. 50, Fleury).

En septembre 1847, M. Coquerel, naviguant sur la frégate *la Belle-Poule* dans les parages de Madagascar, a étudié une de ces épidémies qui affecta cent matelots jouissant d'une santé parfaite (*Thèse inaug.*, Paris, 1849).

Lors de la conquête des îles Marquises et de O'Taïti, M. Lefrapper, pendant une campagne de trois ans sur la *Reine-Blanche*, traita soixante-dix héméralopes. L'équipage était de cinq cents hommes. On était parti de France en 1841. L'épidémie se déclara entre Valparaiso et les îles Marquises, bien que la température fût moins élevée que celle du Brésil, qu'ils avaient longé. Pendant six mois de séjour aux îles Marquises, il y eut quarante héméralopies. Dès qu'on arriva à O'Taïti, où la température était plus douce, où les bœufs, les fruits, les légumes abondaient, la maladie cessa. De retour aux îles Marquises, les privations, la fatigue se firent sentir de nouveau, et, un mois après, l'héméralopie reparut et se montra fort rebelle (Lefrapper, *Thèse Mont.*, 1850).

M. Audouit a consigné dans sa thèse (Paris, 1855) les diverses atteintes d'héméralopie signalées par les chirurgiens de marine depuis vingt-cinq ans. Nous ne citerons que les plus importantes. Dans une station à Gorée en 1831 et 1832, la frégate *l'Hermione* compta dix-sept amblyopies nocturnes. La frégate *l'Andromède*, en 1837, relâcha, le 17 août, dans la rade de Callao, et il survint vingt amblyopies qui persistèrent tant que dura le mouillage et malgré tous les traitements. Ayant fait voile pour Valparaiso, toutes se guérirent. L'année suivante, à la même époque, le navire étant retourné à Callao, une nouvelle épidémie frappa cinquante-cinq hommes. Troisième voyage à Callao, troisième apparition de la cécité nocturne, qui se dissipa lorsqu'on fit voile pour Valparaiso. Il y eut cependant une rechute en arrivant dans la rade de Rio-Janeiro : quarante récidives eurent lieu immédiatement, et les trois quarts de l'équipage devinrent héméralopes dans la traversée de Rio en France.

Dans un voyage désastreux fait à Bourbon et à Madagascar en 1840 et 1841 par *l'Iphigénie*, il y eut des héméralopies, mais elles furent en petit nombre. De 1846 à 1850, *la Sirène* allant dans l'Océanie fut en butte, dès son arrivée dans la zone torride, à cette affection, qui se prolongea durant toute la campagne; la maladie cessa tout à coup quand le navire, parti de Rio-Janeiro pour gagner la France, fut entre le 26e et le 27e degré, de latitude sud. Elle se montra, de 1847 à 1850, à bord de la corvette *la Bayonnaise*, en station dans l'archipel Malais et l'Océanie; *la Sérieuse*, en 1850, fut envahie une première fois dans la traversée de San-Francisco aux îles Sandwich, et une seconde fois à l'approche de Valparaiso, où *l'Andromède* avait joui d'une immunité parfaite.

Dans la Polynésie, la Chine, l'Inde, la frégate *l'Algérie*, en 1852, fut poursuivie par cette maladie, qui augmenta vers le mois de mai au passage du cap de Bonne-Espérance. M. Guérin de Méneville relate (*Thèse* 1856, Paris) que dans les mers du Sud l'héméralopie s'était développée à bord des frégates *la Forte*, *l'Alceste*, des corvettes *l'Eurydice*, *le Prony*, et du brick *l'Obligado*.

Des faits qui précèdent il résulte que l'héméralopie est une affection qui existe non-seulement dans les pays chauds, mais en Europe, en France, où elle affecte principalement les marins, les soldats, ne se montrant que par exception dans le reste de la population.

C'est aussi dans l'armée et dans la marine qu'on l'observe aux Indes et dans toutes les contrées équatoriales.

Guillaume Pison raconte qu'au Brésil elle est familière aux sentinelles qui, accablées par la chaleur du jour, passent les nuits couchées à l'air libre et exposées au souffle du vent de terre.

L'amblyopie nocturne est très-connue chez les Lascars employés sur les vaisseaux de la compagnie des Indes, et qui font le commerce avec l'Inde et l'Europe ; mais M. Coquerel assure qu'aucun des Malgaches embarqués sur *la Belle-Poule*, pour faire les corvées et le service des embarcations, n'éprouva l'influence de l'épidémie qui sévissait sur l'équipage.

D'après Bamfield, les habitants des pays froids, qui se rendent aux tropiques, y seraient plus prédisposés que les indigènes. Hillary prétend, au contraire, que les nègres comptent plus d'héméralopes que les blancs.

Tous ceux qui ont étudié l'aveuglement nocturne dans l'armée de terre ou chez les marins : Bamfield, Poulain, Biard, Valette, MM. Bégin, Coquerel, etc., ont remarqué que cette maladie n'affectait presque jamais les officiers et les sous-officiers. Sur plus de trois cents héméralopies que nous avons traitées, nous ne l'avons rencontrée que deux fois chez des officiers ; les caporaux, les tambours, les musiciens, les soldats ouvriers jouissent de la même immunité. MM. Fleury et Audouit ne l'ont pas aperçue chez les mousses, quoique les enfants et les jeunes gens n'en soient pas exempts.

Nous n'avons aucune notion sur les diverses professions qui, dans la vie civile, peuvent y prédisposer. Le docteur Fuss a bien écrit qu'en Russie elle attaquait les cochers, les tailleurs, les menuisiers et les forgerons, mais aucun autre médecin n'a fait la même observation. Cependant il est certain que les gens de la campagne, et parmi eux ceux qui travaillent aux champs, y sont plus sujets. L'héméralopie, dit Chamseru, n'est point pour les gens riches et aisés, mais pour ceux qui travaillent à la campagne ; elle cesse dès que l'âge les dispense des travaux des champs.

Constitution, tempérament. — On a affirmé qu'elle choisissait les individus débiles et d'un tempérament lymphatique, ceux qui étaient fatigués par les privations, par une alimentation mauvaise et insuffisante, et dont l'organisme était profondément altéré par des maladies antérieures. S'il est vrai que quelques épidémies se soient produites dans de semblables conditions, plus souvent encore l'héméralopie s'est manifestée chez des individus dont la santé était bonne, dont les forces n'étaient nullement épuisées, et nous avons vu des hommes d'une constitution robuste devenir héméralopes, aussi bien que ceux d'une complexion faible et chétive.

Hippocrate raconte que la plupart des nyctalopes (héméralopes) qu'il soigna pendant l'épidémie de Périnthe furent ceux dont les cheveux étaient plats, bruns ou noirs et qui ne frisaient pas naturellement. Forbes, Berghen, veulent que ceux qui ont les yeux noirs et saillants y soient plus prédisposés, tandis que Loher, chirurgien du brick *le Ducouëdic*, signale les yeux bleus comme en étant exclusivement atteints. Cette assertion a été appuyée par M. Fleury, qui a cru remarquer que les yeux de cette couleur ou gris présentaient une plus grande dilatation de la pupille, disposition favorable, selon lui, au développement de l'héméralopie. Les faits ne justifient pas ces diverses opinions ; nous avons constaté, d'une manière positive, que la coloration de l'iris était sans influence sur la production de cette affection.

Sexe, âge. — Suivant le docteur Fuss, de Saint-Pétersbourg, les femmes y seraient moins sujettes. Mais Chamseru, qui a observé une épidémie à la campagne, où les travaux sont souvent les mêmes pour la femme et pour l'homme, a vérifié que l'amblyopie nocturne était égale dans les deux sexes. Il est donc très-probable que, si elle est plus rare chez la femme, c'est parce que celle-ci s'expose moins aux causes qui la produisent.

On lit, dans les Œuvres d'Hippocrate, que les femmes et les filles sont exemptes de cette maladie dès qu'elles sont réglées ; cette observation a été repoussée par Celse, et il est bien démontré actuellement que la menstruation n'a aucune action sur cette maladie.

Elle se manifesterait, selon le médecin de Cos, plutôt dans la jeunesse qu'à tout autre âge ; tandis que Junsger la restreint aux adultes, et Kramer la croit réservée aux vieillards (*Medecina castrensis*, p. 92). Ces diverses opinions montrent que la cécité nocturne est propre à tous les âges ; en effet, nous avons relaté des épidémies développées chez les enfants, et Chamseru a vu, à la Roche-Guyon, plusieurs personnes âgées de soixante ans et plus, devenir héméralopes. Si cette maladie frappe l'enfant et le vieillard, elle fait cependant plus de victimes chez les adultes qui y sont prédisposés, non par le nombre des années, mais par diverses circonstances qui se rattachent à leurs habitudes et à leur manière de vivre.

Hérédité. — Elle est quelquefois congénitale. Richter (*Radius scriptores ophthalmologicæ minores,* t. 3) a rapporté l'histoire de deux héméralopes de naissance dont l'un ne connaissait aucun astre, l'autre n'en distinguait que sept.

M. Szolkaski a rencontré une douzaine de faits analogues (*Ann. d'ocul.*, 1840, 2e série, t. 3, p. 117). M. Sichel, qui en a vu plusieurs, dit que le plus souvent l'héméralopie était compliquée de nystagmus et de myopie assez intenses pour nécessiter souvent le besoin de verres convexes d'un pouvoir considérable pour bien distinguer les petits objets.

Quelques-unes de ces héméralopies se transmettent héréditairement ; l'exemple le plus remarquable est celui qui nous a été transmis par Florent Cunier et qu'il a observé dans la commune de Vandémian, près Montpellier. La tradition du pays lui a appris qu'un certain Nougaret, dit le Provençal, vint s'établir à Vandémian il y a cent quatre-vingt-dix ans, et qu'il y apporta l'amblyopie nocturne, qui s'est propagée da... tous les endroits où ont été se fixer ses descendants, se transmettant plus souvent par les femmes que par les hommes. Du reste, dans cette contrée, aucun étranger à cette famille ne connaît cette affection ; sur six cents individus descendant du Provençal, il y avait eu, au moment où Cunier était à Vandémian, quatre-vingt-cinq héméralopes dont quarante-huit hommes et trente-sept femmes. Leurs yeux n'offraient rien de particulier; la pupille, plus dilatée que dans l'état normal, ne se contractait pas même en regardant le soleil. La nuit, ils distinguaient les objets aux flambeaux et au clair de lune; pendant jour, placés dans les ténèbres, ils perdaient la faculté de voir ; quelques-uns étant parvenus à se guérir de cette affection, leurs enfants en ont été exempts (*Annales de la société de médecine de Gand*, 1838). Un de mes amis, le docteur Teilliet, médecin-major, m'écrivait, pendant qu'il était en garnison à Montpellier, que cette singulière maladie existait encore à Vandémian. Est-ce toujours la suite de l'héritage de Nougaret ? C'est fort probable.

Dans les Annales d'oculistique de 1847 (t. 18, p. 163),

M. Thévenart, chirurgien à Mons, parle d'une famille d'héméralopes dans laquelle une femme, sur dix enfants, en eut cinq frappés d'amblyopie nocturne. Une des filles héméralopes se maria et devint mère de trois enfants, dont deux eurent la même infirmité : un de ses frères, comme elle aveugle la nuit, se maria deux fois et eut de sa première femme un garçon héméralope, et de la seconde quatre enfants dont un ayant la même altération de la vue. M. le docteur Juzanx nous a adressé, en 1858, un soldat de son régiment ayant une héméralopie congénitale et dont la mère et la sœur sont atteintes de la même affection, tandis que son frère en est exempt.

J'ai cité ces faits, quoiqu'ils n'appartiennent pas précisément à mon sujet, à cause de l'intérêt qu'ils présentent.

Influence des saisons.—L'héméralopie épidémique apparaît à deux époques fixes : au printemps et en automne. Les épidémies de Saint-Martin, de Follainville et de Guerne commençaient à la fin de mars ou au mois d'avril et cessaient en juin ou juillet, au plus tard au mois d'août. Toutes les épidémies qui sévirent dans les garnisons du Nord, à Metz, Strasbourg, Sedan, etc., et dont nous devons les observations à Dupont, Lombard, Guyetand, etc., se déclarèrent au mois d'avril. Il en est de même de celles qui ont été signalées par Bouilland, Biard, Déconihout et Valette. L'épidémie de Berlin, pendant cinq ans, débuta au mois d'avril et finit au mois d'août. Celle de Limoges arriva à la même époque. A Paris, c'est presque régulièrement dans la dernière quinzaine de mars ou dans les premiers jours d'avril qu'on voit les premières héméralopies. C'est le 8 avril que le 58ᵉ de ligne en fut atteint à Lyon en 1856. Nous pourrions encore citer ici les épidémies observées à Besançon, par M. Champouillon, à Lyon par M. Champenois, etc.; mais nous abrégeons.

Quelques-unes ont paru en janvier ou février ; celle de

Fournier se fit au mois de janvier; à Belfort elle régna pendant les mois de février, mars, avril; on l'a remarquée à Wissembourg depuis le mois de janvier jusqu'au mois de mai. L'épidémie, étudiée par M. Hubner, eut son cours pendant l'été, en juillet et août. Mais ces faits, en très-petit nombre, doivent être considérés comme exceptionnels et trouvent évidemment leurs causes dans des conditions météorologiques particulières. Ainsi la cécité nocturne commence au printemps, au mois de mars ou d'avril, puis décroît à la fin de juin et cesse complétement ou presque complétement au mois de juillet.

Les épidémies d'automne sont moins fréquentes et moins intenses. Dans certains cas, on peut les considérer comme la continuation des épidémies du printemps qui, affaiblies pendant l'été, reprennent de l'énergie vers le mois de septembre. Elles se continuent pendant le mois d'octobre et finissent à l'arrivée des froids, en novembre et décembre.

En est-il de même dans les pays équatoriaux? M. Fleury assure qu'à la Martinique, elles disparaissent à l'approche de l'hivernage. Si, en mer, elles se développent à toutes les époques de l'année, cela tient à ce que les navires, dans une même navigation, parcourent des régions très-différentes.

Causes déterminantes. — L'étiologie de l'héméralopie est difficile à saisir comme celle de la plupart des maladies épidémiques : aussi a-t-elle toujours été un sujet de discussion et de controverse pour tous ceux qui l'ont étudiée. Ce n'est pas que les théories aient fait défaut, elles sont assez nombreuses, mais bien peu sont à l'abri d'objections sérieuses et se plient à tous les faits.

Trois causes principales ont été invoquées : la réverbération, les influences atmosphériques et les agents débilitants. A celles-ci viennent s'en ajouter d'autres, mais moins importantes.

Réverbération.—Beaucoup de médecins regardent la cécité comme le résultat de l'excitation de la rétine produite par une trop vive lumière. Les uns ont accusé la fixation prolongée du soleil et ont rapporté plusieurs observations d'individus devenus héméralopes pour être restés couchés quelques heures la face tournée vers le soleil. De Servières parle d'une personne qui, fixant cet astre, fut frappée de cécité crépusculaire. Deux malades m'ont affirmé en avoir été pris pour avoir cherché à suivre les phases d'une éclipse de soleil ; à la vérité, dans ce moment régnait une épidémie d'héméralopie, ce qui enlève un peu de valeur à ces faits. Les autres l'ont attribuée à la réflexion des rayons solaires sur des corps brillants et polis, sur les eaux de la mer, sur le sable, sur la neige, sur des murailles nouvellement blanchies, etc.

Selon M. Jobit, cette affection, si commune à Cadix, serait due à la réverbération produite par les murs des maisons et par le sable du rivage. Cette ville, dit ce chirurgien, bâtie sur une langue de terre entourée de la mer, est couverte d'un sable blanc qui, ainsi que les maisons blanchies à la chaux intérieurement et extérieurement, réfléchissent vivement les rayons du soleil.

M. Deconihout a rattaché l'épidémie dont il a été témoin à Montdauphin, à la réflexion de la lumière sur le revers des montagnes couvertes de neige glacée et formant un cercle autour du village. Warthon, ayant observé cette affection chez des soldats qui couchaient au bivouac, a pensé qu'elle résultait d'une trop grande excitation de la rétine provoquée par les feux du camp qui projetaient leurs rayons sur les glaçons dont les arbres des environs étaient chargés (*Amer. Journ. of the medic. science*, 1834).

MM. Fleury et Fonssagrives se sont déclarés partisans de cette étiologie.

D'autres praticiens, qui partagent cette opinion, prétendent que toutes les épidémies coïncident avec l'arrivée des chaleurs intenses, et ont rappelé, en faveur de leur doctrine, la fréquence de cette affection dans les pays chauds, où elle règne continuellement. Ils considèrent comme cause prédisposante le passage, en quelque sorte subit, de l'atmosphère terne et brumeuse de l'hiver à l'insolation plus ardente du printemps. On la voit dans les contrées tempérées, disent-ils, lorsqu'à un hiver pluvieux succèdent brusquement des journées chaudes et brûlantes. Le défaut d'ombrage pour se garantir contre les rayons solaires réfléchis par un sol dépourvu de verdure expliquerait, suivant quelques-uns, l'apparition de cette maladie aux mois de mars et d'avril. Les exercices au milieu du jour, les factions montées sur des places entourées de maisons blanches réfléchissant vivement la lumière, ou sur des remparts où l'œil est fatigué par un horizon fortement éclairé, seraient les causes qui la détermineraient dans l'armée.

De sérieuses objections peuvent être faites à cette théorie. Si l'héméralopie était due exclusivement à la réflexion des rayons lumineux, ne devrait-elle pas être beaucoup plus fréquente aux mois de juin, de juillet et d'août, que dans toute autre saison ? Prévoyant cette objection, on a bien cherché à la prévenir, en ajoutant que les yeux ne sont pas habitués à l'éclat du soleil au moment du printemps comme pendant l'été, et en faisant observer que la réverbération, à cette dernière époque, est tempérée par la végétation. Mais la différence de lumière de l'hiver et du printemps est-elle si grande qu'elle puisse avoir une action si fâcheuse sur la vue? Qui croira que, dans les premiers jours de mars et d'avril, le rayonnement solaire soit plus pénible à supporter que pendant les mois de juillet et d'août? D'autre part, il est difficile de rapporter à la réverbération les épidémies d'automne; on ne peut plus invoquer le passage rapide d'une atmosphère brumeuse à une insolation intense; la réverbération, au contraire, devient alors chaque jour plus faible, l'éclat des rayons solaires plus doux, et la rétine est de moins en moins vivement stimulée.

Mais, passant à une dernière objection, nous demanderons: pourquoi les maçons, les tailleurs de pierre, les ouvriers occupés au cailloutage et à l'entretien des routes, et enfin tous ceux qui, chaque jour, s'exposent à une réverbération intense, ne sont jamais affectés d'amblyopie nocturne? Pourquoi elle ne s'observe pas chez les cuisiniers, les chauffeurs, les forgerons, les verriers, etc., dont les yeux sont constamment frappés par les rayons d'un feu ardent tout aussi fatigant que les rayons solaires; pourquoi elle n'attaque pas les bijoutiers, les horlogers et tous ceux qui travaillent le soir à une lumière artificielle vive dont l'éclat est concentré sur les objets à l'aide de réflecteurs ou de lentilles.

Sans rejeter complétement l'action de la réverbération, nous pensons donc qu'elle doit être beaucoup plus restreinte qu'on l'a prétendu, et que ce serait à tort que l'on voudrait la regarder comme la cause ordinaire de l'héméralopie. Mais si la réverbération ne produit pas habituellement cette affection, il faut convenir qu'elle agit sur elle d'une manière évidente, pendant son cours, en surexcitant la rétine, et qu'elle peut l'augmenter et l'entretenir plus ou moins longtemps.

Causes débilitantes.—Des médecins, rapportant l'héméralopie à une altération de nutrition, ont rangé dans son cadre étiologique toutes les causes débilitantes et, en première ligne, l'encombrement, l'insuffisance et la mauvaise qualité des aliments. Certains faits, plus ou moins concluants, plaident en faveur de cette théorie : ainsi quelques épidémies observées dans des prisons, dans des pensionnats où l'alimentation aurait été, dit-on, insuffisante, celles qui se manifestent en Podolie à l'époque du jeûne, et que les médecins russes attribuent à la privation de toute nourriture animale.

M. Le Frapper, qui est partisan de cette étiologie, raconte que la cécité nocturne se montra à bord de *la Reine-Blanche* chaque fois que la nourriture fut de mauvaise qualité, lorsque l'équipage fut réduit à manger du lard salé et des légumes secs ; et qu'elle cessa dès que le navire s'étant ravitaillé à terre, on remplaça cette alimentation échauffante par des légumes frais et des fruits. Selon cet officier de santé, tous les aliments susceptibles d'appauvrir la constitution contribuent à produire cette affection. Tous les héméralopes étaient pâles, épuisés par les maladies ou par les excès ou par une longue traversée; quelques-uns avaient des ecchymoses, des ulcérations gengivales et la diarrhée.

M. Audouit, de son côté, reconnaît pour l'amblyopie nocturne trois causes principales qui, toutes, concourent à affaiblir l'organisme : 1° les travaux pénibles; 2° l'alimentation imparfaite; 3° l'influence de certaines conditions atmosphériques.

Cette opinion a trouvé, aux yeux de plusieurs médecins, un grand appui dans la coïncidence du scorbut et de l'héméralopie. Les uns en ont fait une seule et même maladie, regardant la dernière comme une manifestation du scorbut ; les autres ont admis deux maladies distinctes, mais provenant de mêmes causes et reconnaissant toutes deux une altération profonde du sang. Les exemples de malades ayant eu en même temps le scorbut et la cécité crépusculaire sont en effet assez nombreux. Ils ont été signalés par Telfort dans l'ouvrage de Blanc (*Treatise on diseases of seamen*), par Bamfield et surtout par des officiers de santé de la marine. M. H. Guéneau de Mussy (thèse de Paris, 1839) en a observé à bord de *la Vénus*; M. Girmal sur *la Belle Poule*, et pendant la traversée de Bourbon à l'île de la Réunion, M. Saillon a été témoin, sur *la Reine Blanche*, de cette double affection. M. Audouit dit que sur vingt et quelques campagnes maritimes, dans lesquelles il y a eu des héméralopies, le scorbut a paru dans le tiers des épidémies; l'armée de terre a fourni aussi quelques exexemples d'héméralopie scorbutique. M. le professeur Laveran (1) a présenté, en 1847, à la société des sciences médicales de la Moselle, un mémoire sur une épidémie scorbutique pendant laquelle il a vu plusieurs fois chez les mêmes soldats le scorbut et la cécité nocturne.

Pour M. Dutrouleau, la cécité nocturne est un symptôme du scorbut et consécutif à l'altération du sang, qui trouble les humeurs de l'œil, les rend moins denses et les modifie dans leurs propriétés physiques et chimiques en diminuant leur réfringence; d'où la nécessité d'une lumière vive pour impressionner la rétine.

M. Guérin-Méneville la considère également comme la traduction d'un état du sang analogue à celui du scorbut développé par une nourriture insuffisante, par l'usage des vivres avariés, par des fatigues excessives et une longue navigation dans les parages froids et humides. Selon Bamfield, cette affection doit être attribuée aux mêmes causes que le scorbut quand la personne affectée n'a vécu pendant longtemps à la mer que d'eliments salés, et lorsqu'il existe

(1) *Comptes rendus de la Société de médecine de la Moselle*, 1847, p. 88.

quelques autres symptômes scorbutiques tels que l'état fongueux des gencives, des ecchymoses, une odeur saline dans les sécrétions et des ulcères fongueux.

D'après ces divers observateurs, l'héméralopie serait donc due à une altération de nutrition réagissant, soit sur les humeurs, soit sur le système nerveux de l'œil. Dans les récents travaux entrepris sur l'étiologie de l'amaurose, on a prouvé, en effet, qu'il existe des troubles profonds de la vision consécutifs aux altérations du sang ou d'autres liquides de l'économie ; c'est ainsi que depuis longtemps on a constaté l'affaiblissement de la vue avec l'anémie et que, dans ces dernières années, on a signalé l'amaurose avec l'albuminurie et le diabète.

Malgré ces considérations, malgré les faits nombreux que nous venons de relater, malgré les autorités qui l'ont défendue, cette théorie est loin d'avoir été généralement acceptée, même parmi les médecins de marine, plus que tous les autres exposés à rencontrer toutes les conditions propres à faciliter le développement du scorbut et de l'héméralopie.

Il est certain que s'il existait entre ces deux fonctions une relation étiologique aussi intime qu'on le suppose, si la dernière était un symptôme de la première, tel que le veut M. Dutrouleau, ou la signification d'une même altération du sang, on devrait toujours, ou très-souvent du moins, trouver ces maladies associées et marchant ensemble ; or, en consultant les annales de médecine, en faisant appel à l'observation, que remarque-t-on ? D'un côté des épidémies nombreuses d'héméralopie sans scorbut, car même sur mer, où le scorbut est si fréquent, il ne complique la cécité nocturne que dans le tiers des cas ; de l'autre, des épidémies beaucoup plus nombreuses de scorbut sans héméralopie. M. Dutrouleau, essayant de répondre à cette objection, dit qu'il y a des épidémies d'héméralopie sans scorbut, parce que cette affection est le prodrôme du scorbut et que l'altération n'est pas très-prononcée; et qu'il y a des épidémies du scorbut sans héméralopie, parce qu'un symptôme peut faire défaut dans une maladie.

Il nous est impossible d'accepter cette interprétation : nous comprenons l'existence du scorbut à l'état latent : c'est-à-dire, une viciation du sang encore peu profonde sans manifestation extérieure, sans ecchymoses, sans gonflement et sans ulcérations des gencives. Mais lorsque le scorbut existe épidémiquement, s'il peut rester caché quelques jours chez certains malades, il se fera inévitablement reconnaître chez les autres par ses signes extérieurs habituels, et il n'est pas permis d'admettre l'influence scorbutique dans une épidémie d'héméralopie où aucun malade n'aura présenté les phénomènes caractéristiques du scorbut. Si l'on suppose que les causes morbides ont été très-légères et que les malades ont été tous atteints très-faiblement, c'est convenir qu'il suffit d'une faible altération de l'organisme pour produire la cécité nocturne, et, dès lors, ne doit-on pas s'étonner de ne pas voir plus souvent le scorbut précédé ou accompagné par ce trouble de la vision? Enfin si, dans quelques cas, le doute sur l'existence ou la non-existence du scorbut est autorisé, il y en a d'autres où il n'est pas possible d'en avoir : par exemple, lorsque l'on voit l'amblyopie nocturne chez des hommes forts, bien musclés, à chair ferme, à visage coloré ayant tous les signes de la vigueur : qu'on ne dise pas que ces faits sont exceptionnels, car ils sont au contraire nombreux. M. Coquerel assure que tout l'équipage de son vaisseau pris d'héméralopie se portait très-bien et n'offrait aucune trace de souffrance. Nous avons constaté de notre côté dans plusieurs épidémies importantes la cécité nocturne chez des hommes forts n'ayant ni scorbut ni affaiblissement général et étant dans les meilleures conditions de santé.

D'autre part est-il nécessaire de rappeler que l'amblyopie nocturne est presque inconnue dans la classe ouvrière, où se rencontrent tant d'individus brisés par les fatigues ou affaiblis par les privations, les excès et la débauche, éléments bien propres à faire naître cette affection, si la débilitation en était la cause!

Comment admettre que le trouble oculaire soit dépendant d'une viciation de sang lorsque le plus souvent il cesse de lui-même après quatre, six ou huit jours sans que rien ait été changé dans la constitution? Les effets déterminés par les altérations profondes de l'organisme arrivent progressivement et se dissipent avec lenteur, tandis que la cécité nocturne débute brusquement et disparaît tout à coup. Comment attribuer cette affection à la même altération que le scorbut, quand on la voit céder à quelques fumigations aqueuses dirigées sur les yeux, à des vésicatoires promenés autour des orbites, et, qui plus est, à une ou plusieurs saignées?

La parenté étiologique entre le scorbut et l'héméralopie est donc loin d'être prouvée. Si on considère que le plus grand nombre des héméralopies scorbutiques ont été rencontrées en mer où le scorbut est plus fréquent, on s'expliquera facilement la coïncidence et la réunion de ces maladies; et si l'on veut se convaincre de l'indépendance de ces deux affections, qu'on suive pendant l'automne une épidémie mixte de scorbut et d'héméralopie, on verra l'héméralopie disparaître à l'approche de l'hiver et le scorbut continuer son cours sans que sa marche soit modifiée.

Enfin ceux qui conserveraient encore quelques doutes se souviendront que l'amblyopie nocturne vient à époque fixe, toujours au printemps ou en automne, pour cesser à l'arrivée des fortes chaleurs ou du froid. Or, est-il possible de se rendre compte de cette périodicité constante, si on ne fait pas intervenir d'autres agents que l'altération de nutrition?

D'après l'ensemble de ces considérations il nous paraît difficile d'accorder aux agents débilitants une influence aussi grande que celle qu'on a voulu leur attribuer, et nous pensons que s'ils favorisent l'héméralopie dans certaine mesure, leur rôle se borne à celui des causes prédisposantes et que leur intervention n'est pas indispensable.

Influences atmosphériques. — Ce qui nous a tout d'abord frappé en étudiant l'héméralopie, c'est que les épidémies arrivent presque toujours à des époques où il existe une différence très-sensible entre la chaleur du jour et celle de la nuit et qu'elles se manifestent très-rarement pendant les saisons dans lesquelles les transitions du chaud au froid sont mieux ménagées. Ayant de plus remarqué que pendant leur cours les épidémies suivent invariablement les différents changements atmosphériques, diminuant ou disparaissant quand la température du jour et de la nuit s'égalise, augmentant lorsque les variations thermométriques sont plus prononcées, nous avons été conduit à nous demander si elles ne reconnaîtraient pas pour cause les variations atmosphériques du jour et de la nuit.

L'endémicité de la cécité nocturne dans les pays chauds vient à l'appui de cette opinion. Tous ceux qui ont visité ces régions nous disent qu'à des journées brûlantes succèdent des nuits froides et souvent glaciales et que cette affection atteint habituellement ceux qui subissent ces changements de température. Guillaume Pison affirme qu'au Brésil elle sévit sur les sentinelles qui, accablées par les chaleurs du jour, passent les nuits à l'air libre et sans abri contre le froid.

D'un autre côté, en recherchant les causes de la fréquence de l'héméralopie dans l'armée et dans la marine, aucune ne nous a paru avoir une action plus manifeste que les transitions brusques de température auxquelles les soldats et les marins sont exposés pendant les travaux de la journée et le service de nuit. En effet, après avoir été frappés par les rayons ardents du soleil qui se réfléchissent sur les parois du navire, le marin se couche la nuit sur le pont, s'y endort et y reste plusieurs heures, éprouvant un froid d'autant plus sensible que la chaleur a été plus vive. La vie du soldat, quoique un peu différente de celle du marin, le place dans les mêmes conditions. Dans le jour il est soumis, soit pendant l'exercice, soit pendant sa garde, à une insolation prolongée, et la nuit, lorsqu'il est de faction, il éprouve un refroidissement plus ou moins énergique. Bridault s'était aperçu autrefois à Oléron que le régiment de Chartres, qui eut le plus d'héméralopes, avait plus d'hommes de garde que les autres corps dispersés dans l'île.

Nous rappellerons en outre qu'il est très-rare de voir un héméralope parmi ceux qui ne montent pas la faction. On a dit que les officiers et les sous-officiers devaient leur immunité à leurs meilleures conditions d'existence ; mais en dehors de cette classe d'individus nous avons constaté que la cécité nocturne était tout aussi exceptionnelle chez les caporaux, les musiciens, les sapeurs, les tambours, et que, dans les garnisons où une épidémie sévissait, les cavaliers, les artilleurs et tous ceux qui fournissent peu de sentinelles y étaient moins sujets. Ne peut-on pas attribuer à la même cause le petit nombre d'héméralopes parmi les infirmiers, les pompiers, les gardes de Paris? Il est positif que ces troupes montent moins de gardes que les régiments de ligne, et qu'ils sont mieux abrités pendant leurs factions. On nous objectera peut-être que dans ces corps, de même que dans la garde impériale, où la cécité nocturne semble être moins commune, les hommes étant plus robustes que dans l'infanterie de ligne, mieux nourris, plus rompus aux fatigues, doivent leur immunité à leur vigueur et à leur plus grande résistance physique ; mais, en admettant que la débilité prédispose à l'héméralopie et que ces corps d'élite soient par cela même peu disposés à la contracter, on n'est pas autorisé à rejeter l'influence atmosphérique ; car il ne suffit pas d'être fort, bien portant pour être hors d'atteinte de cette affection, des faits nombreux nous ayant démontré qu'elle pouvait exister chez des individus vigoureux. Ainsi donc l'insolation dans le jour et le refroidissement pendant la nuit, telles sont les conditions qui nous paraissent plus que toute autre favoriser l'héméralopie dans l'armée et dans la marine.

Reportant nos recherches sur la population civile, nous trouvons là également que cette affection est à peu près exclusive à ceux qui subissent ces influences. On l'observe à la campagne chez les laboureurs qui, commençant leurs travaux à 3 ou 4 heures du matin, au moment où le froid produit par le rayonnement de la nuit est vif et glacial, restent ensuite toute la journée soumis à l'action du soleil. Ce fait n'avait pas échappé à Chamseru : aussi dit-il que plus les paysans allaient aux champs de bonne heure et s'attardaient le soir, plus ils devenaient facilement héméralopes. Il n'en a rencontré que cinq parmi ceux qui vivaient à la maison. Il cite une jeune fille qui chaque année était prise de cette affection dont elle se débarrassa en abandonnant les travaux des champs, et il parle de plusieurs enfants qui la contractèrent lorsqu'ils furent employés aux labours du matin.

Nous ferons remarquer que toutes les circonstances capables d'augmenter les variations atmosphériques du jour et de la nuit favorisent le développement de la cécité nocturne. C'est ainsi, comme l'ont constaté certains observateurs, que ceux qui habitent près des cours d'eau ou des lieux bas et humides y sont plus exposés. Sauvages s'était déjà aperçu que pendant les épidémies de Montpellier cette maladie se montrait aux environs des rivières sur les soldats couchés la nuit au milieu d'une atmosphère humide. Dupont attribuait sa fréquence, à Strasbourg, au voisinage du Rhin, à la rivière, aux canaux qui arrosent la ville, aux arbres plantés sur les remparts qui y concentrent l'humidité et y amènent des brouillards. Souvent, rapporte M. Bégin, elle naît à Strasbourg après une garde montée sur les remparts et particulièrement à la citadelle et sur les bords du Rhin. Il faut cependant convenir qu'elle se manifeste dans des lieux secs et éloignés de tout cours d'eau.

D'après notre observation, la vie du bivouac et le séjour sous la tente lui serait favorable ; à Marseille les cas d'amblyopie nocturne furent beaucoup plus nombreux dans les compagnies logées sous la tente. En 1844, le camp de Sailly près de Metz en a été atteint ; en 1853, elle a paru au camp de Satory ; en 1855, au camp de Boulogne ; à Gallipoli, en Crimée, pendant la guerre d'Orient ; en Afrique il est assez fréquent de la voir pendant les expéditions du printemps et de l'automne.

Si l'on en croit Chamseru, les vents ne seraient pas sans action sur la marche et la production de cette maladie. « La « nyctalopie endémique, dit-il, doit principalement appartenir aux lieux où l'aspect du sud ou du sud-ouest est le « plus marqué, où les eaux, soit celles de la mer, soit celles « des étangs et des rivières, se trouvent placées dans la « même exposition et dont le sol qui sert aux habitations et « aux travaux est plus ou moins abrité du vent du nord « par la position des montagnes. » Il ajoute que la ville de Périnthe, dont parle Hippocrate, celle d'Otrante, d'Oléron et de Belle-Isle, de Toul, de Schélestadt, de Lille, de Strasbourg, où règne la cécité nocturne, sont plus exposées au vent du midi, et qu'au Fort-Louis en 1785 le chirurgien-major Jacquinet aurait vu cette affection se développer uniquement dans les postes placés au sud de la porte du Rhin.

Personne n'est venu confirmer les assertions de Chamseru. Nous avons suivi attentivement pendant plusieurs mois la direction des vents et nous n'avons recueilli aucun fait en faveur de cette opinion.

Guillaume Pison avait avancé que l'héméralopie était plus fréquente au Brésil pendant la pleine lune qu'à toute autre époque, et Bajon, médecin de Cayenne, a soutenu la même idée, qui n'a pas eu d'autre défenseur.

En combattant les partisans de la réverbération, nous avons fait des réserves et nous avons reconnu la possibilité de son intervention ; en opposant des objections à ceux qui attribuent l'héméralopie au scorbut, à l'altération du sang, nous n'avons pas refusé toute action aux causes débilitantes, nous les avons admises comme prédisposantes ; en attribuant l'héméralopie aux influences atmosphériques, nous n'avons donc pas voulu être exclusif ; nous reconnaissons que quelques épidémies développées dans des circonstances exceptionnelles semblent se soustraire à cette étiologie, mais nous croyons, et nous avons essayé de le démontrer, que la plupart des héméralopies, et particulièrement celles qui s'observent dans l'armée et la marine, sont dues à cette influence. En résumé il nous paraît que toutes ces causes concourent, à des degrés divers, à la production de la cécité nocturne, les unes comme prédisposantes, les autres comme déterminantes. Peut-être pourrait-on aussi ranger parmi les causes prédisposantes cette tendance aux congestions cérébrales qui se montre chez beaucoup de personnes à l'époque du printemps.

Ayant remarqué que le plus souvent cette affection se développe chez les individus agglomérés, nous avons été tenté de la rattacher à l'encombrement, qui joue un rôle si important dans les maladies de l'armée; mais nous avons abandonné cette idée en observant qu'elle se manifeste également dans les casernes spacieuses, aérées, sous la tente, au bivouac, et qu'on ne la voit pas ordinairement avec le typhus et les autres maladies résultant de l'encombrement.

Des causes fort diverses ont été encore inscrites au nombre de celles qui concourent au développement de l'héméralopie.

Dans les parages d'Amboise et des îles Moluques il est de croyance populaire qu'elle est déterminée par l'usage du riz cuit et mangé chaud. Quoique la même idée ait cours en Chine et que Bontius, qui rapporte cette opinion, la prétende basée sur une observation non douteuse, il nous sera cependant permis de la contester et de supposer que cette affection doit sa fréquence aux irrigations qu'entraîne la culture du riz.

Chamseru a rapporté l'épidémie qui se manifesta près de la Roche-Guyon à des émanations putrides produites par le desséchement du sol à l'approche du printemps. Les travaux des champs exécutés de grand matin, les labours, le sarclage, les semailles, la taille des vignes forçant, dit-il, les individus à rester courbés vers la terre humide, les exposaient aux émanations qui s'élevaient des endroits bas et marécageux. Dupont et Biard croyaient aussi à ces influences miasmatiques.

Des observateurs placés près des marais voyant en même temps sur quelques sujets l'héméralopie et la fièvre intermittente, et trompés d'autre part par l'intermittence de la cécité, ont rapproché ces deux affections, qui ont entre elles une analogie apparente, et les ont rattachées à une même cause. Mais un examen attentif des faits permet de constater : 1° que si la cécité nocturne s'est rencontrée par hasard dans le voisinage des marais ou chez des individus travaillant dans des terrains humides et répandant des vapeurs miasmatiques, le plus communément elle naît dans des lieux éloignés de tout marécage ; 2° que, dans les pays où la fièvre intermittente règne endémiquement l'héméralopie y est le plus souvent inconnue ; 3° que les fièvres périodiques paraissent à la fin de l'été, au commencement de l'automne et que l'héméralopie débute au printemps ; 4° que, dans les cas où l'on a observé chez un même individu la fièvre intermittente et la cécité nocturne, les deux maladies restaient indépendantes l'une de l'autre, le type et les accès ne coïncidaient nullement ; 5° enfin, on sait aujourd'hui que l'héméralopie est une affection à forme continue et qui n'a aucune analogie avec les fièvres intermittentes.

L'embarras gastrique ou intestinal peut prédisposer à la cécité nocturne, mais nous n'admettons pas avec Lassus et Scarpa qu'il en soit la cause déterminante. Nous avons rencontré quelquefois des affections gastro-intestinales avec l'héméralopie, surtout au printemps, saison pendant laquelle elles sont fréquentes dans l'armée ; mais le plus souvent nous n'avons observé aucun trouble digestif.

M. Sichel a décrit une héméralopie consécutive à la conjonctivite catarrhale et produite par l'exacerbation des accidents inflammatoires qui, chaque soir, se manifestent du côté des paupières. Nous n'avons rien observé de semblable chez nos malades, qui, d'ailleurs, n'ont offert que des injections de la conjonctive oculo-palpébrale assez légères.

On a voulu à tort établir des relations étiologiques entre l'amblyopie nocturne et la plique, et il reste à prouver, quoique M. Roussilhe de Castelnaudary l'ait avancé, que les pellagreux comptent plus d'héméralopes que les autres.

A ces causes viennent s'en joindre d'autres, propres à la forme sporadique, mais leur influence est douteuse. C'est ainsi qu'on a accusé la suppression de la transpiration, la rétrocession de certaines maladies de la peau, la cicatrisation intempestive de vieux ulcères, la spermatorrhée, les excès vénériens. M. Serres d'Uzès a rencontré une femme qui en était affectée à chaque approche de ses règles. Le docteur Demeulemeester a rapporté à M. Deval qu'une femme en avait été prise dans deux grossesses consécutives et que chaque fois la perturbation rétinienne avait disparu après l'accouchement. Elle a été, dit-on, constatée chez des individus ayant des ascarides lombricoïdes. M. Deval prétend que la syphilis peut en être la cause, et en cite trois exemples. M. Cullerier l'a vue chez un malade se plaignant de colique de plomb. Enfin on a emprunté aux Lettres du P. d'Entrecolles sur la Chine, l'histoire d'un Chinois qui toutes les fois qu'il se mettait en colère était pris de cécité nocturne.

On a encore signalé parmi les causes héméralopiques le trouble des humeurs de l'œil, la cataracte, le rétrécissement pupillaire avec adhérence ; mais il est évident que l'affaiblissement de la vue résultant de ces altérations se distingue complétement de l'affection dont nous nous occupons et qu'il ne convient pas d'en parler ici. Nous passerons également sous silence cette espèce d'héméralopie qui se montre chez quelques vieillards et qui est plutôt une asthénopie qu'une véritable cécité nocturne. C'est à cette variété qu'il faut rapporter l'héméralopie dont fut atteint Swammerdam pour avoir fait un long usage du microscope.

Siége, nature. — Les auteurs ont presque été unanimes pour placer le siége de l'héméralopie dans la rétine ; cependant Demours le mettait dans le cerveau et trouvait une certaine analogie entre cette maladie et la berlue ; Mackenzie soupçonne que dans quelques cas particuliers l'encéphale est l'organe malade. Rien, jusqu'à présent, ne justifie de semblables hypothèses.

Si on est à peu près d'accord sur le siége de cette affection, il n'en est pas de même pour sa nature. D'après une théorie acceptée par la plupart des médecins du dernier siècle, professée par Sauvages, Fournier, etc., l'héméralopie serait due au relâchement des fibres de la rétine imprégnée de sérosité ou de lymphe.

Selon Maître-Jean, elle provient de ce que les fibres de la rétine ont une trop grande consistance pour qu'une faible lumière puisse leur communiquer un ébranlement; ou de ce que ces mêmes fibres sont enduites de quelques humeurs visqueuses qui en diminuent la sensibilité et ne permettent pas qu'elles soient excitées par les rayons lumineux peu intenses.

A la même époque, on a attribué l'amblyopie crépusculaire à la différence de densité des humeurs de l'œil pendant le jour et pendant la nuit; on supposait qu'elles se raréfiaient sous l'influence des rayons solaires et se condensaient la nuit.

Toutes ces hypothèses sont tombées dans l'oubli et ont été remplacées par des théories plus rationnelles. Beaucoup d'auteurs ont vu dans cette affection une asthénie de la rétine et l'ont rapprochée de l'amaurose. Scarpa la regardait comme une amaurose imparfaite périodique, le plus souvent symphatique du mauvais état des voies digestives. C'était l'opinion de Pyo, dont parle le médecin italien, opinion acceptée par Rognetta et par d'autres auteurs. Larrey dit qu'elle est due à une soustraction de l'électricité nerveuse de la rétine, des nerfs pulpeux de l'œil, et des nerfs ciliaires, d'où la stupeur ou l'asthénie de ces nerfs, l'affaiblissement des propriétés vitales et l'engorgement asthénique des vaisseaux de l'œil. Forbes, Bamfield, Lawrence, Biard, prétendent également que c'est un affaiblissement de la rétine.

Chamseru rapproche l'héméralopie des affections catarrhales régnant pendant la constitution vernale; le rhume de cerveau, dit-il, engourdit la muqueuse pituitaire; de même il y a engourdissement de l'organe de la vision.

Les auteurs du Compendium de chirurgie pensent qu'elle est du genre de l'amaurose et la considèrent comme une variété de paralysie de la rétine dans laquelle cette membrane nerveuse devient momentanément insensible à toute autre lumière qu'à celle du soleil.

Mackenzie constate l'affaiblissement de la rétine, mais il n'ose pas se prononcer sur la nature de cette affection : voici ses paroles : « Cette amaurose périodique dépend probablement de quelque état particulier de la rétine rendant « l'œil insensible, si ce n'est à une lumière d'une certaine « intensité; mais il nous est impossible de fonder la moindre hypothèse rationnelle sur la nature de cet état particulier. » L'héméralopie est classée, par M. Desmarres, parmi les névroses de la rétine, et M. Nélaton en fait une névrose intermittente dont l'accès commence avec le coucher du soleil pour finir à son lever.

Selon quelques personnes, ce serait une congestion ou une irritation rétinienne; mais il suffit d'avoir observé un certain nombre d'héméralopes pour rejeter cette manière de voir; car si quelques malades présentent au début les signes de la congestion, chez d'autres ils font complétement défaut.

Parmi ces diverses théories, deux méritent d'être discutées : l'une qui attribue l'héméralopie à une asthénie de la rétine, l'autre à une névrose. L'affaiblissement fonctionnel de la rétine est incontestable; mais si, d'un côté, une lumière faible n'est pas suffisante pour impressionner cette membrane, d'un autre, on remarque chez la plupart des héméralopes que les rayons lumineux un peu vifs la surexcitent, la fatiguent rapidement et déterminent un larmoiement qui, très-souvent, persiste longtemps après le rétablissement de la vision.

Il y a donc dans cette affection autre chose qu'une torpeur, qu'une simple asthénie. Et en effet, malgré ses points de contact avec l'amaurose, qui elle-même est loin d'être toujours une simple paralysie, elle en diffère sensiblement. Que l'on prenne un amaurotique et un héméralope, qu'on les place dans les mêmes conditions pendant le jour, ce dernier verra aussi bien que dans l'état normal les objets éclairés convenablement, pendant que le premier les distinguera moins nettement; la nuit arrivée, le contraire aura lieu si l'amblyopie n'est pas très-avancée. Dans l'amaurose, l'étendue de la vision est bornée; dans l'héméralopie, la vue s'étend jusqu'à l'horizon et s'exerce comme si les yeux étaient dans une parfaite intégrité.

La lumière solaire aurait-elle, en dehors de son intensité, une action différente de celle de la lumière artificielle? Quelques personnes l'ont supposé, mais des expériences nombreuses nous ont permis de constater : 1° que si les héméralopes y voient mal à la lumière artificielle, c'est qu'elle est trop faible et que toutes les fois qu'on emploie un éclairage puissant, la vue devient distincte à une petite distance; 2° que si on laisse arriver dans les appartements les rayons solaires après leur avoir fait traverser un rideau très-épais de manière à diminuer l'intensité de la lumière, l'héméralope apercevra aussi difficilement les objets que s'ils étaient éclairés par une lumière artificielle.

Il y a, en résumé, dans l'héméralopie une perturbation nerveuse spéciale de la rétine, différant de l'asthénie simple, et qui doit faire classer cette affection parmi les névroses.

L'héméralopie est une affection continue et non pas intermittente, comme le croient encore quelques médecins. On a relaté des exemples de cécité à forme périodique, mais ce sont des amauroses plutôt que des héméralopies; ainsi, Richter cite un homme dont la cécité durait vingt-quatre heures et qui recouvrait la vue pendant les vingt-quatre heures suivantes. M. Stœber parle d'une femme qui fut prise, un jour, de cécité nocturne à huit heures du matin jusqu'à six heures du soir; elle n'y voyait pas même une bougie allumée, et l'iris se contractait lentement à l'exposition d'une vive lumière. Elle eut trois accès à type tierce, et, après le troisième, une attaque d'épilepsie à laquelle elle était sujette, mit fin aux accès. Nous avons recueilli pendant le cours d'une épidémie d'héméralopie plusieurs faits semblables.

M. Sichel a cependant décrit une héméralopie à forme intermittente. Elle arrive subitement, dit-il, le soir à une heure plus ou moins avancée, sans transition. La vue est normale dans l'apyrexie. L'accès survient à une heure fixe, d'une manière brusque, sans prodrômes; son intensité peut s'accroître avec la durée, mais son commencement est nettement marqué par la succession immédiate du trouble visuel à une vision parfaite; il débute, soit avant, soit après le coucher du soleil; la vue n'est augmentée en raison directe par aucun rayon de lumière, quelle qu'en soit l'intensité; dans le cas où la cécité est complète, au plus fort du paroxysme, la lumière artificielle même la plus éclatante ne la diminue pas notablement, et, dès que l'accès est terminé, la vision reprend son intégrité parfaite.

Anatomie pathologique. — L'anatomie pathologique n'a pas jusqu'ici fourni assez de matériaux pour qu'on puisse en retirer quelques renseignements importants pour l'histoire de l'héméralopie ; nous nous contenterons donc de les indiquer sans ajouter aucun commentaire.

Mackensie a vu, sur la rétine d'un sourd-muet ayant une cécité nocturne congénitale, de nombreuses taches noires qui ressemblaient à la mélanose de la rétine décrite par Langenbeck et figurée par Van Ammon.

M. Teissier (*Bull. de la société anatom.*, 1834, p. 113) a rencontré chez un sujet qui n'y voyait pas la nuit depuis plusieurs années, une atrophie des couches optiques avec ramollissement de leur partie interne.

Un soldat, héméralope depuis trois mois, mort d'entéro-colite, a présenté à M. Chauffart les altérations suivantes : le nerf optique était intact dans le crâne, la pie-mère qui l'enveloppait était injectée, et dans l'orbite une foule de vaisseaux sanguins rampaient à la face interne du névrilème. Le ganglion ophthalmique avait une rougeur anormale, l'artère de Zinn était gonflée de sang ; des suffusions sanguines, de vraies taches hémorragiques existaient entre la sclérotique et la choroïde, et cette dernière était rouge sanglante ; ces altérations existaient des deux côtés. Il n'est pas parlé des tubercules quadrijumeaux et des nerfs de la cinquième paire (*Journal universel des sciences médicales*, t. 4, p. 89).

Nous avons eu occasion, avec MM. Laveran et Lallemand, d'examiner, il y a quelque temps, les yeux d'un héméralope, qui, ne distinguant pas les objets placés autour de lui, s'était tué en tombant sur la tête du haut d'un rempart. Nous avons constaté sous le névrilème des nerfs optiques une congestion vasculaire considérable qui se traduisait extérieurement par une teinte violacée ; dans le corps vitré de l'œil droit existait un épanchement sanguin provenant de la déchirure de la partie postérieure de la choroïde et de la rétine qui n'offrait aucune autre altération. L'autre œil était sain ; le cerveau était contus, ramolli, le crâne fracturé. Cette observation, fort intéressante au point de vue de la déchirure des membranes internes de l'œil consécutive à un choc violent de la tête, ne nous a rien appris quant à l'anatomie pathologique de l'héméralopie, ou plutôt nous a donné des signes négatifs, les lésions existantes étant évidemment le produit du traumatisme.

Divisions. — L'héméralopie, comme nous l'avons déjà établi, se divise en sporadique, épidémique et endémique. La forme sporadique est souvent symptomatique d'une amblyopie asthénique. M. Sichel rattache à cette dernière les héméralopies congénitales et héréditaires. Ce qui empêche de la confondre, suivant ce praticien distingué, avec la forme intermittente, c'est que les variations de la vision suivent celles de la lumière sans être liées à aucune heure de la journée. En plein midi, dans un appartement sombre, la vue se trouble immédiatement, et devient nulle lorsque le degré d'obscurité égale celui qui, pendant la nuit, prive le malade de la vision. Vient-on à éclairer la chambre par une lumière artificielle très-vive, la faculté visuelle augmente en raison directe du fluide lumineux. Cette variété, propre à l'amaurose, ne nous occupera pas plus longuement.

L'héméralopie idiopathique est tantôt simple, dépourvue de toute complication, tantôt liée à d'autres affections. Elle se complique, soit de congestion oculaire ou cérébro-oculaire, soit d'embarras gastrique, soit de scorbut ou de débilité générale. On peut, en se basant sur ces complications, reconnaître quatre formes principales d'héméralopie : 1° simple ; 2° congestive ; 3° gastrique ; 4° scorbutique. Ces formes, ordinairement isolées, parfois s'associent. L'héméralopie pourrait encore être divisée en sthénique et asthénique. A son début, elle est généralement de forme sthénique, mais à mesure qu'elle vieillit, la rétine perd de son irritabilité et elle devient asthénique. Nous proposons donc la classification suivante :

- HÉMÉRALOPIES. .
  - Idiopathique.
    - Sthénique. .
    - Asthénique.
      - Simple.
      - Congestive (cette forme est propre à la variété sthénique).
      - Gastrique.
      - Scorbutique.
  - Symptomatique d'amaurose.

J. Frank a divisé la cécité nocturne en parfaite et imparfaite, division trop insignifiante pour être conservée.

Symptomatologie.—La symptomatologie de l'héméralopie est, en général, fort simple ; le fait principal, qui domine tous les autres, est l'arrivée de la cécité au coucher du soleil, et sa disparition avec les dernières ombres de la nuit ; quelquefois il existe seul, de sorte que, définir la maladie, c'est presque en faire la description complète. Les médecins qui ont écrit avant la fin du XVIIIe siècle ne nous ont rien dit de plus, relativement aux symptômes ; et négligeant entièrement tous les phénomènes secondaires, ils ne se sont occupés ni des complications, ni de la marche, ni de la terminaison de cette affection. Les auteurs de notre époque, moins concis, nous en ont donné une narration plus étendue et assez exacte. Mais encore, ont-ils passé trop légèrement sur certains détails, sur plusieurs épiphénomènes qui ne manquent ni d'intérêt, ni d'importance. Nous ferons en sorte de ne pas mériter le même reproche.

Au moment où le soleil, disparaissant de l'horizon, envoie très-obliquement ses rayons, l'héméralope remarque que les objets s'entourent d'un léger nuage et que leurs formes ne sont plus aussi nettement dessinées, quoique la clarté du jour soit encore assez intense pour que la vue puisse s'exercer facilement. Peu à peu, à mesure que le jour fuit, les brouillards augmentent ; et, avant que l'obscurité soit complète, la nuit existe pour lui. Chez le plus grand nombre des héméralopes que nous avons traités, la cécité a suivi cette marche progressive; quelques-uns seulement ont été plongés subitement dans les ténèbres, passant sans transition du jour à une nuit profonde; un nuage épais descendait rapidement comme un voile au-devant de leurs yeux et au bout de 5 à 10 minutes ils n'apercevaient plus rien.

Bien que se manifestant au coucher du soleil, ces nébulosités n'apparaissent pas au même moment pour tous les malades; leur invasion est d'autant plus tardive que l'intensité de l'héméralopie est moindre, et, dès que l'amélioration a lieu, l'obscurité se montre à une heure plus avancée de la soirée. D'un autre côté, la cécité étant subordonnée à la marche du soleil, il s'ensuit que, lorsque les jours deviennent plus longs, son début est retardé : en mars, avril, les premiers effets commencent à se faire sentir à sept heures du soir; en juin, à huit heures et huit heures et demie.

Boyer prétend (*loco citato*) que, par un ciel nébuleux, les malades distinguent l'instant où le soleil se couche, lors même que ce moment est inappréciable pour les autres hommes. Nous ne confirmerons pas cette assertion; mais nous nous sommes assuré que les jours pluvieux, pendant lesquels le ciel est sombre, couvert de nuages, la nuit arrivait plus tôt pour l'héméralope. La vue baisse ou augmente en proportion directe de la diminution ou de l'accroissement de la lumière.

La cécité est plus ou moins intense; elle peut être complète. D'après Bamfield, dans quelques cas les objets fortement éclairés ne sont pas même aperçus. Ces faits, toutefois, sont exceptionnels; car, sur plus de trois cents héméralopes, nous n'en avons pas rencontré un seul offrant ce degré de cécité. Ordinairement les malades distinguent une lumière artificielle peu éloignée, malgré le brouillard épais qui l'enveloppe, ainsi que les corps placés dans le voisinage. Les uns voient nettement, à vingt pas, une bougie allumée; les autres l'aperçoivent à peine à une distance moitié moindre. De même la clarté projetée au loin n'est pas également appréciée par chacun. Pour celui-ci tout est obscur au delà de quelques centimètres du foyer lumineux; pour celui-là les objets distants d'un mètre sont distincts; mais toujours la lecture est impossible et pénible, même avec une héméralopie légère : les lettres se superposent, se confondent, et la vue ne tarde pas à se troubler.

La flamme d'une bougie ou d'une lampe présente souvent un aspect radié. Tantôt elle a sa dimension normale, tantôt elle est plus grande. Sa teinte est naturelle ou elle paraît jaune, bleue, verte.

La lumière lunaire est généralement trop faible pour impressionner la rétine; cependant les héméralopes faiblement atteints aperçoivent un peu les corps rapprochés d'eux et parviennent à se conduire dans les endroits éclairés, soit par une vive lumière artificielle, soit par un fort clair de lune. Toutefois, la plupart sont incapables de se diriger, et, semblables à des aveugles, on les voit marcher à pas lents, les bras étendus en avant pour éviter les chocs, explorant du pied et de la main, en tâtonnant, les lieux qu'ils parcourent. Quelques soldats du 58e régiment de ligne, ayant voulu continuer leur service, furent forcés de se faire conduire par le bras à leurs postes; arrivés là, ils n'osaient plus bouger ni changer de place; plusieurs furent punis pour n'avoir pas reconnu les patrouilles dont ils n'avaient pas distingué le fanal, ce qui refroidit un peu leur zèle et les engagea à venir nous demander une exemption de garde. Dupont raconte qu'en Corse, pendant les marches de nuit, les héméralopes du régiment de Picardie étaient obligés de se faire guider par leurs camarades. Dans l'épidémie observée sur le 19e régiment de ligne prussien, en 1834, des faits analogues ont été signalés.

La cécité dure toute la nuit, et, dès que le jour paraît, la vue se rétablit, les objets commencent à devenir distincts avec l'aurore ; lors même que le jour est avancé, les malades, en se réveillant, conservent, pendant quelques instants, un trouble de la vue : chez quelques-uns, il y a du larmoiement ; chez tous, des nébulosités qui s'interposent entre les corps environnants et les yeux. Après quelques minutes, ces phénomènes disparaissent et la rétine recouvre, en apparence du moins, sa complète intégrité. Puis le soir, les mêmes accidents se reproduisent, suivent la même marche et se perpétuent ainsi pendant un temps plus ou moins prolongé.

La périodicité des phénomènes héméralopiques est tellement régulière, que quelques médecins ont rangé cette affection parmi les maladies intermittentes et ont conseillé, pour la combattre, le sulfate de quinine ou les préparations de quinquina. Mais cette intermittence est plus apparente que réelle.

Fleury et Fréchier disent que dans une épidémie de cécité nocturne qui régna dans le district de Maussane, chez un petit nombre de malades les yeux restaient faibles pendant le jour (*Johnson's medico-chirurgical Review : July*, 1842, p. 198). M. Desmarres parle, dans son Traité d'ophthalmologie, d'un tailleur de pierres héméralope qui voyait les objets distinctement pendant le jour, mais revêtus d'une légère teinte ombrée. M. Robert a remarqué chez un autre malade que la vue était moins longue et que, mis dans l'obscurité, il ne pouvait plus rien distinguer (*Gaz. hôp.*, 1846, p. 243). M. Sichel a fait les mêmes observations.

Nous avons rencontré assez souvent des héméralopes chez lesquels la vue était trouble pendant le jour; quelquefois des brouillards légers, semblables à une faible vapeur, se levaient devant eux s'ils baissaient la tête, s'ils s'exposaient au grand jour ou à une lumière vive; ces nébulosités passagères disparaissaient après quelques minutes, puis revenaient deux ou trois fois et à très-courts intervalles; parfois persistant des heures entières. Un soldat du 58e de ligne se rendait de Saint-Just à Lyon le 5 mai 1856; le temps était beau, la chaleur modérée, le thermomètre marquait 12° centigrades à une heure de l'après-midi, lorsqu'il fut frappé d'une cécité complète; ses camarades durent le ramener à la caserne. Cette perte de la vue dura deux heures et se reproduisit le lendemain à la même heure; le surlendemain la cécité arriva avec le crépuscule, et ce malade resta plusieurs jours héméralope. Le 7 juin de la même année, par une journée assez belle, avec un vent violent du nord, trois hommes furent pris des mêmes accidents à 4 heures du soir. Ils n'apercevaient plus que confusément les objets, qui semblaient être au milieu d'un nuage épais; une heure et demie après, la rétine avait recouvré l'intégrité de ses fonctions.

Ces faits, bien que n'étant pas propres à tous les héméralopes, ne sont pourtant pas très-rares et suffiraient à eux seuls pour montrer que, dans quelques cas au moins, la vision ne se rétablit pas complétement pendant le jour, comme l'ont dit ceux qui ont écrit sur l'héméralopie. L'erreur est facile; car si on interroge les malades, la plupart affirment qu'ils y voient parfaitement dès que le soleil est levé et aussi bien qu'avant leur maladie. Mais si on les place pendant le jour dans des conditions analogues à celles où ils se trouvent le soir et la nuit, c'est-à-dire dans l'obscurité, alors on constate qu'ils ne peuvent pas reconnaître à une certaine distance les corps distincts pour les autres personnes, et nous nous sommes assuré que, contrairement à ce qu'a avancé Raige-Delorme (*Dict. en* 30 *volumes*, article *Héméralopie*), beaucoup d'entre eux y voyaient moins bien quand le soleil était caché par des nuages.

Il résulte de là que l'affaiblissement de la vue existe le jour comme la nuit, et que l'héméralopie est une affection continue et non intermittente. Cette particularité, que nous avions communiquée il y a plusieurs années à M. le baron Larrey, et qu'il a signalée dans ses cliniques aux médecins stagiaires du Val-de-Grâce, est constante, et nous l'avons toujours rencontrée.

Chez la plupart des héméralopes la rétine offre, pendant le jour, une sensibilité exagérée; les uns éprouvent une sensation pénible toutes les fois qu'ils sont exposés à une vive lumière ; ils ne peuvent pas fixer un mur blanc ou tout autre corps vivement éclairé par le soleil sans être éblouis et frappés de cécité momentanée. La simple fixation du sol réfléchissant les rayons solaires produit chez quelques-uns un trouble fonctionnel de la rétine : l'air miroite, semble s'agiter, et s'ils persistent à porter leurs regards sur un point éloigné ou sur un corps recevant une assez forte lumière, la vue s'obscurcit et devient nébuleuse; rentrent-ils dans un appartement après une promenade au dehors, la vision reste embrouillée pendant trois ou quatre minutes, comme lorsqu'on passe d'un lieu sombre dans un endroit très-éclairé.

Quelques malades ont des cuissons, des picotements de la conjonctive, malgré l'intégrité apparente de cette muqueuse. Un petit nombre voient des mouches, des corps légers voltiger devant leurs yeux ou ont des sensations vagues d'étincelles, de flammes, lors même que les paupières sont closes. Ceux-ci se plaignent que les objets oscillent, et tremblotent s'ils les fixent ; ceux-là remarquent une vibration particulière de l'atmosphère, comme cela arrive lorsque, dans les jours d'été, l'on regarde les couches d'air les plus voisines d'un sol desséché et sur lequel le soleil darde ses rayons. Un de nos malades resta diplopique pendant plusieurs jours, deux devinrent momentanément presbytes, un quatrième ne distinguait plus les objets très-rapprochés de lui, trois autres eurent une irritation rétinienne tellement intense qu'ils avaient une véritable nyctalopie, et ne pouvaient pas regarder la lumière sans éprouver une douleur excessive. Trois ou quatre fois l'héméralopie fut partielle, la perturbation ne portant que sur une partie de la rétine; les malades mis dans l'obscurité percevaient parfaitement les sensations lumineuses en regardant obliquement, mais ne distinguaient pas les objets en les examinant de face.

Le larmoiement est un phénomène assez constant chez l'héméralope, et qui apparaît dès qu'il s'expose à une lumière vive ou qu'il se fatigue la vue en regardant un point éloigné ou en fixant des objets fins. S'il lit, ses yeux se remplissent de larmes. Chez les uns, le larmoiement se manifeste le soir au crépuscule, et le matin au réveil; chez d'autres, il fait entièrement défaut. Il peut précéder la cécité; d'autres fois, il persiste lors même que cette affection a disparu, et reste plus ou moins longtemps comme une menace de récidive et comme un signe de guérison incomplète. En effet, la rétine conserve encore une irritabilité anormale; les yeux se fatiguent facilement, le moindre travail oculaire trouble la vue, et les malades ne peuvent pas, particulièrement le soir, se livrer aux occupations qui nécessitent l'attention et la fixité du regard. Maintes fois nous avons vu des récidives chez des individus qui, conservant un peu de susceptibilité de la rétine, avaient écrit ou lu trop longtemps, ou qui s'étaient promenés au soleil.

La sécrétion conjonctivale et celle des glandes de Meibomius est souvent exagérée ; le matin, les yeux sont chassieux et les paupières collées. Chamseru raconte qu'à Saint-Martin, en même temps que l'héméralopie, existait une lippitude ou fluxion oculaire avec chassie, larmoiement et tuméfaction des paupières ; elle était tantôt indépendante, tantôt liée à l'héméralopie. Deconihout, Poulain ont pareillement observé l'injection conjonctivale, et nous l'avons nous-même rencontrée chez quelques-uns de nos malades. La conjonctive était finement injectée, sans pourtant que la vascularisation fût très-abondante ou très-étendue ; dans certains cas, des vaisseaux assez volumineux, mais peu nombreux, se dessinaient sous la muqueuse oculaire dans la direction des muscles droits. Cette congestion durait un temps plus ou moins long et se dissipait, soit naturellement, soit sous l'influence du traitement, le plus communément avant les autres troubles visuels.

A cet état sthénique de la rétine et congestif de l'œil, peuvent se joindre des symptômes de congestion cérébrale. Les malades se plaignent de céphalalgie plus ou moins violente, plus souvent de simple pesanteur sus-orbitaire, parfois d'éblouissements, de vertiges, de bourdonnements et de sifflements d'oreilles.

Tous ces phénomènes congestifs oculaires ou cérébro-oculaires sont assez fréquents au printemps ; ils diminuent à mesure que cette saison avance et sont beaucoup plus rares dans les épidémies automnales ; le larmoiement lui-même manque souvent à cette époque, ou est moins prononcé. Il y a presque toujours un rapport entre ces divers accidents et la cécité nocturne. La congestion précède généralement l'affection oculaire et disparaît avant elle ; il est des circonstances où le contraire arrive, et alors le malade, qui se croit guéri, est souvent repris de cécité au bout de peu de jours, surtout s'il s'expose à une lumière vive.

L'inspection anatomique de l'œil donne peu de signes importants ; la pupille est nette, non déformée ; beaucoup de médecins ont affirmé qu'elle était, la nuit, très-dilatée et immobile, et qu'elle ne se contractait pas lors même qu'on l'exposait aux rayons de la lune ou de la lumière artificielle. Pour les uns, le jour elle reprend sa dilatation et sa mobilité ; pour les autres, elle reste immobile et fort élargie. Bamfield, qui a observé dans les Indes orientales, dit que la pupille était extraordinairement dilatée le jour comme la nuit sur un dixième des malades, mais que le plus souvent la dilatation ne se montrait que la nuit. Si nous nous en rapportons à notre propre expérience, nous dirons que chez certains héméralopes la dilatation de la pupille est normale, et que si elle augmente très-fortement quand les yeux sont dans l'ombre, il suffit d'une lumière, même peu vive, pour que le champ pupillaire diminue et reprenne ses dimensions ordinaires. Quant à la contractilité de l'iris qu'on a dite lente et même abolie, nous ne l'avons pas trouvée plus faible que dans l'état de santé ; nous avons constamment remarqué que la pupille se contractait rapidement et avec force lorsqu'on approchait des yeux une bougie. Bamfield prétend que, dans les cas où la maladie a duré quelque temps, la pupille se resserre et qu'il existe une sorte de photophobie ; cette assertion est en opposition avec ce qu'ont vu d'autres observateurs. Ainsi M. Coquerel a avancé que, dans les héméralopies anciennes, la pupille était très-dilatée et ne se contractait pas même en fixant les rayons du soleil.

L'examen à l'ophthalmoscope, d'un assez grand nombre d'héméralopes, nous a donné des signes négatifs. Chez quelques-uns, nous avons aperçu une légère injection de la pupille et de la choroïde.

Pour tous nos malades, les phosphènes étaient distincts

et aussi appréciables le soir que le jour; mais M. Serres dit n'avoir pas obtenu le phosphène nasal chez une femme qui devenait héméralope pendant plusieurs jours, à chaque approche de ses règles. La cécité nocturne attaque les deux yeux à la fois, et le degré d'affaiblissement de la rétine est généralement égal des deux côtés; plusieurs fois, cependant, nous avons vérifié qu'elle était plus prononcée d'un côté que de l'autre; la vue était moins nette, les brouillards plus intenses dans un des deux yeux. Il peut aussi arriver que le rétablissement fonctionnel des deux rétines se fasse d'une manière successive, et que pendant plusieurs jours le malade soit héméralope d'un seul œil.

En dehors de ces accidents visuels et des congestions cérébro-oculaires, toutes les fonctions s'accomplissent avec régularité chez l'héméralope; pourtant des complications existent quelquefois, et, particulièrement, du côté des voies digestives. Le plus souvent, ce sont des embarras gastriques ou intestinaux; mais, cet état maladif de l'estomac et des intestins, auxquels Scarpa a attribué un rôle trop important dans l'étiologie de l'héméralopie, est loin d'être constant; nous ne l'avons vu, pour notre compte, que vingt-cinq à trente fois, sur plus de deux cents héméralopes.

Le scorbut, nous le savons déjà, se rencontre avec la cécité nocturne; nous nous sommes expliqué assez longuement sur ce point pour ne plus y revenir. Un de nos malades a offert un purpura simple, et trois ou quatre ont eu des signes de scorbut.

D'autres maladies peuvent encore se développer concurremment avec cette affection; mais ce sont de simples coïncidences, et elles n'ont, avec cette dernière, aucun rapport étiologique; ainsi, nous lisons dans nos notes que, deux fois, l'héméralopie a existé avec la fièvre typhoïde; deux autres héméralopes ont été pris d'ictère, et l'un d'eux a vu, pendant près de huit jours, tous les objets teintés en jaune. Des accès fébriles quotidiens revenant à une heure du soir, se sont montrés plusieurs jours de suite chez un de nos malades. Nous passons sous silence quelques autres affections insignifiantes. Boyer parle d'un homme admis à la Charité qui éprouvait dans le bras gauche une douleur et un engourdissement cessant le jour et reparaissant la nuit. Il était depuis quinze jours dans cet état lorsqu'il fut frappé de cécité nocturne, et alors la douleur du bras disparut (Boyer, *Traité des maladies chirurgicales*, t. 5, p. 485). Mackenzie cite un domestique qui, vers le coucher du soleil, fut privé de la vue et de l'usage de ses membres. Le lendemain il avait recouvré la vue, et les membres avaient repris leurs fonctions ; le soir, il eut une nouvelle attaque de cécité, mais il n'éprouva plus rien du côté des membres, et l'affection oculaire persista. Ce malade fut plus tard atteint de diarrhée, de délire et de surdité, et enfin mourut. Ces faits isolés sont intéressants et méritent d'être signalés, mais ils ne doivent pas rentrer dans la description générale de l'héméralopie.

Le plus souvent l'héméralopie arrive tout-à-coup au milieu de la meilleure santé. Pendant une épidémie qui eut lieu à Besançon au printemps de 1855, un grand nombre de soldats, très-bien portants du reste, étaient frappés chaque soir de cécité au milieu des rues et devenaient incapables de rentrer à la caserne. On fut obligé de donner des ordres pour que les hommes des postes parcourussent la ville à la tombée du jour, afin de ramener ceux qui ne pouvaient pas se conduire. Lombard rapporte qu'on dut, dans une épidémie semblable, organiser une patrouille pour relever chaque nuit les factionnaires privés subitement de la vue après le coucher du soleil. Tantôt des phénomènes congestifs de la rétine, une sensibilité anormale de cette membrane, du larmoiement précèdent cette affection; tantôt c'est une pesanteur de tête, de la céphalalgie frontale qui en marquent le début, ou quelques-unes des affections concomitantes dont nous avons parlé plus haut.

L'amblyopie nocturne présente d'emblée son maximum d'intensité ou est d'abord légère, puis s'accroît progressivement pour diminuer ensuite et disparaître. Mais elle est loin d'avoir toujours une marche aussi bien réglée. Chez beaucoup de malades le degré d'aveuglement change chaque soir : une nuit ils voient assez clair pour se conduire, la nuit suivante ils ne distinguent pas les objets placés près d'eux ; ou bien les accidents vont en s'amendant pendant plusieurs jours, puis augmentent sans qu'on puisse expliquer cette subite aggravation. Dans certaines circonstances ils se dissipent complétement et reviennent peu de temps après.

La guérison se fait brusquement comme le début, et alors le malade est aussi étonné de recouvrer la vue qu'il l'a été de la perdre; ou la cécité diminue progressivement, chaque soir les nébulosités deviennent moins abondantes, moins épaisses, et enfin la vue reprend définitivement son intégrité.

Les récidives sont assez fréquentes et se font à intervalles plus ou moins longs, après quelques jours, après plusieurs mois; il n'est pas rare de voir des individus ayant eu une héméralopie au printemps en être atteints en automne. Sur cent quarante-quatre héméralopes, nous avons compté trente-cinq récidives; vingt-huit fois elle a été simple, cinq fois double et deux fois triple.

Il semblerait que ceux qui ont déjà eu cette affection soient prédisposés à la contracter de nouveau, c'est du moins ce qui résulte de l'observation de plusieurs praticiens. Les Européens, dit Bamfield, qui ont été affectés de cette névrose dans les régions équatoriales sont sujets à voir revenir cette maladie aussi longtemps qu'ils habitent ces climats, et des individus qui avaient quitté depuis assez longtemps ces pays, des soldats qui étaient rentrés en Europe, en ont eux-mêmes été frappés. Dans l'épidémie de Berlin, trois enfants devinrent héméralopes cinq années de suite, douze autres pendant quatre ans. Chamseru cite des personnes chez lesquelles ce trouble de la vue reparut pendant quatre à cinq années consécutives ; il cite entre autres un homme âgé de soixante ans, qui pendant trente ans en fut pris à chaque printemps. Boyer parle d'un individu qui eut cette infirmité périodiquement pendant vingt-trois ans de suite; il avait alors quarante-trois ans. M. Favignot a guéri par l'émétique une héméralopie ayant dix-huit ans de durée (*Gaz. hôp.*, 1850, p. 427). Y a-t-il réellement une prédisposition dépendante d'une première atteinte, ou cette récidive tient-elle à ce que les mêmes causes qui l'ont produite la première fois existent toujours? Ces deux hypothèses sont acceptables.

L'héméralopie abandonnée à elle-même se guérit spontanément sans traitement après cinq, dix, quinze jours de durée; parfois elle se prolonge et persiste pendant un, deux, trois mois, et enfin dans un petit nombre de cas elle dure quatre, six, huit mois et plus.

La durée n'est nullement en rapport avec l'intensité de la maladie. Il y a des personnes qui sont presque complétement aveugles dès que le soir arrive et qui sont guéries le quatrième ou le cinquième jour ; cependant, dans l'héméralopie chronique, la cécité est ordinairement intense. Roussilhe Chamseru a remarqué qu'il n'y avait aucune relation entre l'âge et la durée de l'affection.

Quelques héméralopies, après une durée assez longue, disparaissent spontanément sous l'influence de l'arrivée d'une autre affection. Dans l'épidémie du 58e de ligne, trois fois la cécité cessa à l'apparition d'une varioloïde, plusieurs fois à la suite de vomissements ou de diarrhées survenues tout à coup. Celse avait déjà signalé que des personnes affectées d'amauroses guérissaient de cette manière, et Scarpa cite un héméralope observé par le docteur Pye qui, aveugle depuis deux mois, guérit rapidement à l'arrivée spontanée de vomissements et de diarrhée. Enfin, comme Bamfield, nous avons vu la guérison succéder à des éruptions de furoncles à la tête et au visage.

La cécité nocturne se dissipe donc assez facilement, quoi qu'on fasse ; mais chez les individus qui n'ont pris aucun soin et qui sont restés exposés aux causes héméralopiques et chez ceux qui ont eu antérieurement une ou plusieurs atteintes de cette névrose, souvent elle persiste et devient rebelle à la plupart des traitements. On a des exemples d'héméralopie ayant persisté toute la vie ; nous avons observé un de ces cas dans le service de M. le professeur Laveran : le malade, frappé d'héméralopie au mois de septembre 1856, avait subi les médications les plus variées sans obtenir d'amélioration. Pendant le jour il distinguait bien les objets, à moins qu'ils ne fussent placés dans un lieu faiblement éclairé ; la pupille, très-largement dilatée dans l'ombre, se contractait avec peu d'énergie et assez lentement à la lumière. Le fond de l'œil, examiné à l'ophthalmoscope, semblait plus pâle que dans l'état sain. D'autres fois la vue s'affaiblit de plus en plus, même pendant le jour ; ces malades deviennent myopes, amblyopiques et enfin amaurotiques. M. Jobit rapporte avoir rencontré trois fois cette fatale terminaison sur de vieux marins ; M. Lefrapper en a vu un cas sur un marin ayant eu quatre récidives. A bord de la *Pénélope*, M. Faivre a été témoin d'une semblable terminaison (1). On trouve encore quelques autres exemples dans les recueils scientifiques; mais heureusement cette terminaison est fort rare, et généralement ces héméralopies rebelles, qui semblent se jouer de tous les traitements, finissent par disparaître à l'entrée de l'hiver au moment où arrivent les premiers froids.

L'état général du malade réagit fréquemment sur la marche de l'affection oculaire; nous avons rencontré plusieurs cécités nocturnes liées à un embarras gastrique qui ont résisté jusqu'à ce que les fonctions digestives eussent repris leur état normal, et chez les individus ayant une congestion cérébrale un peu intense, la cécité n'a cédé souvent qu'après une ou plusieurs émissions sanguines. Ces résultats, en nous enseignant quelle importance peuvent acquérir les complications, doivent nous apprendre à y porter attention, ainsi que nous le dirons en parlant du traitement.

La localité est loin d'être sans influence sur la terminaison de la cécité. On a des exemples nombreux de malades, habitant les pays chauds, qui n'ont guéri qu'en passant dans des régions tempérées. Il est évident qu'en restant soumis aux causes qui engendrent la cécité on est exposé aux récidives, aux rechutes, à la prolongation de la maladie. Mais l'émigration ne guérit pas toujours, et on peut dire qu'elle n'a d'action qu'autant qu'elle change complétement les habitudes ou qu'on ne rencontre plus les conditions météorologiques favorables à l'héméralopie.

Pronostic. — Ce qui précède nous conduit à établir que

(1) L'un des rédacteurs de ce Recueil, M. Boudin, a vu, chez un jeune l'héméralopie se terminer par la perte complète de la vue. (*La Rédaction.*)

la cécité nocturne est une affection en général passagère, sans gravité et qui ne compromet la vision que très-exceptionnellement. Cependant, en privant les individus de la vue le soir et la nuit, elle est une cause d'ennui et de tourment pour les malades et a l'inconvénient de les exposer à des chutes. Chez les marins à bord des navires, chez les soldats en faction sur les remparts, près des fossés, on l'a vue produire des accidents graves. Cette année un militaire héméralope s'est tué en tombant des fortifications sur lesquelles il montait la garde. En campagne ses conséquences peuvent être bien plus funestes ; placée à un avant-poste, une sentinelle devenant subitement héméralope peut compromettre la sûreté de l'armée.

Au début elle effraie les individus qui tout à coup cessent de voir le soir, mais bientôt ils se rassurent. M. Coquerel nous a fait un tableau saisissant et peut-être un peu exagéré de l'état moral fâcheux dans lequel étaient les matelots de son bâtiment, poursuivis par la crainte de perdre tout à fait la vue. Dans nos régiments les appréhensions sont loin d'être aussi graves ; le soldat est bien vite au courant de la marche de cette affection, il n'a aucune peur de devenir aveugle ; insouciant par nature, se couchant au moment où la cécité arrive, et, par conséquent, n'éprouvant pas de cette privation de lumière un grand ennui, il s'en occupe souvent fort peu. Quelques-uns même ne réclament aucun soin et attendent leur guérison de la nature ou ne se décident à venir près du médecin que si la maladie se prolonge.

Diagnostic. — Cette affection est tellement facile à reconnaître qu'avec un peu d'attention on commettra difficilement une erreur. Mais pendant une épidémie d'héméralopie, il peut arriver qu'entraîné par une idée préconçue ou égaré par les réponses peu précises du malade, on confonde avec elle l'amblyopie. Cette dernière, cependant, se différencie parfaitement de la cécité nocturne. La vue, en effet, chez l'amblyope, est affaiblie, non-seulement la nuit, mais le jour; il voit mal les corps un peu fins, lors même qu'ils sont très-éclairés; les objets éloignés ne sont plus aussi distincts qu'à l'ordinaire, l'étendue de la vision est bornée. L'héméralope, au contraire, voit proportionnellement beaucoup mieux le jour que la nuit, et à moins d'être placé dans une grande obscurité, il distingue très-bien tout ce qui l'entoure et aperçoit les plus petits détails; sa vue est aussi étendue que dans l'état normal. Quelques héméralopes ont bien une légère amblyopie dans le jour, mais ces cas sont exceptionnels.

Ce n'est pas toujours chose aussi simple de distinguer l'héméralopie symptomatique de la forme idiopathique. Si l'affaiblissement rétinien qui, pendant le jour, accompagne la première n'est pas assez caractérisé pour lever tous les doutes, il convient d'étudier le début de l'affection et de suivre sa marche. On se souviendra que l'héméralopie idiopathique se développe au printemps, en automne, paraît subitement, ayant souvent en débutant son maximum d'intensité; qu'elle présente fréquemment des variations dans sa marche, s'améliorant, disparaissant pour revenir quelques jours après. L'héméralopie amaurotique peut surgir brusquement, mais ordinairement elle s'établit lentement et suit une marche régulière et progressive, et se montre dans toutes les saisons. De plus, nous avons remarqué dans cette dernière une paresse de l'iris, une diminution de contractilité qui manque dans l'autre forme.

Dans l'armée on rencontre des individus qui, dans un but d'intérêt, cherchent à simuler cette maladie. Il serait utile d'avoir des signes capables de faire reconnaître la fraude :

malheureusement il n'en est aucun de certain. On a bien parlé de la dilatation de la pupille, mais elle manque souvent et encore ne se produit-elle que dans l'ombre. Il est donc assez difficile de se prononcer ; toutefois, si cette dilatation existe et si en exposant les yeux à une lumière peu vive on observe une irritation de la rétine, du larmoiement, de la photophobie, on devra croire à l'héméralopie. Lorsque ces phénomènes d'excitation manquent et que la dilatation de la pupille n'est pas exagérée, l'œil étant placé dans l'obscurité, il est impossible d'avoir la certitude de la simulation. Les seuls moyens que l'on ait alors pour découvrir la vérité sont de faire épier le malade pendant la nuit et d'étudier la vue pendant le jour dans un cabinet obscur et à la lumière artificielle.

Traitement. — Pour apprécier comme il convient les différentes médications préconisées contre l'héméralopie, il ne faut pas oublier que cette affection est passagère chez le plus grand nombre des malades et qu'elle se dissipe très-fréquemment sans traitement après quelques jours de durée. C'est pour n'avoir pas tenu compte de ces guérisons spontanées que bien des médecins se sont fait illusion sur des moyens thérapeutiques qu'ils ont regardés comme très-efficaces et dont les effets sont en réalité plus que suspects. Toutefois, si des malades guérissent rapidement, d'autres restent des mois entiers privés de la faculté de voir pendant la nuit, et alors, comme nous en avons fait la remarque, la cécité tend à se prolonger et devient plus difficile à guérir. Il importe donc de ne pas abandonner trop longtemps la maladie à elle-même et d'intervenir pour favoriser les effets de la nature.

Plusieurs indications se présentent ; la première consiste à soustraire l'héméralope aux influences qui déterminent la cécité ou l'entretiennent habituellement. Il importe d'éviter l'insolation pendant le jour, le froid et l'humidité pendant la soirée ou la nuit. Les soldats doivent être exemptés d'exercices et de factions. Dans la plupart des cas, neuf fois sur dix, on obtient la guérison en enlevant les malades à leur service et en les laissant se reposer pendant quelques jours. Il est nécessaire d'être beaucoup plus sévère pour ceux qui ont une grande excitation rétinienne et de les engager à garder la chambre et à fuir tout ce qui peut fatiguer la vue. M. Sichel a même conseillé l'usage des lunettes à verres plats azurés.

Dans les lieux où règne souvent la cécité nocturne et en temps d'épidémie, ces mesures hygiéniques pourraient être avantageuses au point de vue de la prophylaxie ; il serait par exemple convenable de faire les exercices à l'abri du soleil, et de conserver pendant les mois d'avril et de mai la capote de guérite aux soldats de garde la nuit en leur prescrivant de s'envelopper la tête avec le capuchon. M. Fleury a proposé dans le même but de donner aux marins naviguant dans les pays chauds des chapeaux de paille à larges bords, colorés en vert à leurs faces inférieures et d'établir des tentes sur les navires pendant la nuit afin de les préserver de l'humidité.

Il faudrait, en outre, modifier l'alimentation si elle était de mauvaise qualité, l'augmenter si elle était insuffisante. Dans l'épidémie de Lisbonne on éleva la ration alimentaire de viande des soldats, on leur fit prendre des bains de mer, on leur prescrivit d'éviter les émanations humides de la nuit, particulièrement celles qui provenaient du bord du Tage, et on donna à chaque héméralope vingt jours d'exemption de service.

Quant au changement d'habitation, c'est un moyen extrême auquel on ne doit avoir recours que pour des cas fort rebelles. On a parlé de faire des plantations de sapins autour des casernes, pour reposer l'œil au printemps; mais c'est une idée peu pratique, et qui, nous en sommes convaincu, ne donnerait pas de grands résultats.

Combattre les complications, qui souvent tiennent sous leur dépendance le trouble oculaire et qui pourraient s'opposer aux succès de toutes les médications primitivement instituées, telle est la seconde indication. S'il y a embarras gastrique, on recourra aux purgatifs et aux vomitifs; la congestion cérébrale ou cérébro-oculaire devra être attaquée par les déplétions sanguines. Avec le scorbut on se trouve bien du régime végétal, des toniques et des autres moyens appropriés à cette affection. Il est besoin quelquefois de détruire seulement les complications pour que toute altération visuelle disparaisse; dans certains cas pourtant, la cécité persiste. Un tiers, dit Bamfield en parlant de l'héméralopie scorbutique, ne cède ni au régime ni aux médicaments antiscorbutiques et exige le traitement propre à l'héméralopie.

Le malade étant soustrait aux causes de cette affection, les complications ayant été écartées, reste à combattre la maladie rétinienne, si elle persiste; c'est la troisième indication thérapeutique. De très-nombreuses médications ont été essayées et préconisées. Un traitement fort simple guérissant, suivant son auteur, avec une rapidité remarquable, vient d'être proposé récemment. On n'aurait, pour obtenir une guérison radicale et immédiate, qu'à placer l'héméralope pendant trois ou quatre heures dans un cabinet obscur. M. Netter a d'abord avancé que le malade devait s'exercer à regarder les objets placés dans les ténèbres; mais de nouveaux essais auraient démontré que l'obscurité seule sans l'aide de la gymnastique oculaire donne des résultats aussi avantageux. Après quelques moments, une demi-heure, une heure de cette séquestration, les malades commenceraient à distinguer ce qui les entoure, puis peu à peu la vue deviendrait plus nette, et, après trois ou quatre heures, la guérison serait complète.

Dans un article publié dans l'*Union médicale*, 12 août 1858, nous avons dit que nos tentatives n'avaient pas répondu à ces promesses. Depuis lors, chez une vingtaine d'autres malades, nous n'avons obtenu, comme précédemment, que des effets assez insignifiants. Quelques-uns, après trois à cinq jours de traitement, ont paru éprouver une légère amélioration, mais aucun n'a offert une guérison complète, ainsi qu'on l'a observé à Strasbourg. Si l'héméralopie consistait simplement dans l'affaiblissement de la sensibilité de la rétine, nous comprendrions que la gymnastique oculaire pût être de quelque secours ; mais dans la plupart des cas il y a un éréthisme qui augmente toutes les fois que l'œil se fatigue, et il suffit que les malades fixent attentivement un objet pour produire la surexcitation rétinienne, provoquer le trouble de la vue et déterminer le larmoiement. C'est en laissant simplement les malades dans l'obscurité que nous avons chez quelques-uns obtenu une légère amélioration. Mais tout en acceptant que l'occlusion des yeux qui soustrait la rétine à toute excitation puisse être utile, les résultats qu'elle nous a fournis ont été si insuffisants que nous avons dû y renoncer.

Du temps d'Hippocrate on faisait manger aux héméralopes le foie de bœuf enduit de miel. Plus tard on y joignit les onctions sur les yeux avec le jus qui découle de ce viscère pendant la cuisson, comme Celse nous l'enseigne ; enfin Galien conseilla les fumigations. Il paraîtrait qu'à cette époque, cette médication, imitée, dit-on, de l'aventure de Tobie avec l'ange Raphaël, était la seule employée contre l'amblyopie crépusculaire ; du moins Celse et Galien ne disent presque rien de plus. Les médecins qui les suivirent, tels qu'Oribase, Aétius, Alexandre de Tralles, P. d'Egine, Avicenne, Actuarius, etc., les copièrent. Tous préconisèrent les frictions avec le suc de foie rôti et les fumigations avec la décoction de cet organe, n'oubliant pas de recommander de manger la glande qui avait servi au traitement local. Il y eut des innovateurs qui essayèrent les foies d'autres animaux, ceux de porc, de mouton, etc. Meissner raconte qu'en Podolie on se guérit avec le foie de coq. Panaroli préfère celui d'anguille, idée probablement prise à Aétius, qui prescrit le foie de buglose.

Arrive un moment où le foie disparaît de la thérapeutique de l'héméralopie. Sennert, Maîtrejean, Boerhaave et les auteurs qui ont écrit après Actuarius n'en parlent pas ; mais ce remède perdu par les médecins s'était conservé dans le peuple, et comme la plupart de ces recettes populaires et empiriques qui tirent le plus souvent leur origine de la médecine ancienne, il traversa plusieurs siècles et reprit sa place dans les ouvrages de la médecine moderne. A la fin du XVIIIe siècle, un soldat le fit connaître à Dupont, qui prétend s'en être servi avec le plus grand avantage dans 250 héméralopies. Scarpa nous a appris que les fumigations de foie de mouton rôti jouissaient de son temps, en Italie, d'une grande réputation, et depuis, un grand nombre d'auteurs ont inscrit cette médication dans leurs ouvrages.

Ce traitement, en honneur chez les Chinois, populaire en Pologne et en Russie, est également très-employé de nos jours en Allemagne.

Nous n'avions au début qu'une médiocre confiance dans ce moyen, et nous acceptions avec réserve les 250 cas de guérison de Dupont. Nous l'avons dit, peu d'affections plus que l'héméralopie sont susceptibles de jeter plus souvent les expérimentateurs dans l'erreur. Cette maladie se guérissant spontanément, quelquefois brusquement du jour au lendemain, le plus ordinairement après quatre à huit jours de durée, on est exposé à rapporter fréquemment à la médication ce qui n'est que le résultat des efforts de la nature. Pour avoir une idée certaine des effets thérapeutiques des agents employés contre cette affection, il est indispensable de laisser les malades dans un repos de huit à quinze jours avant d'en faire l'essai. Alors seulement on peut avoir la certitude de ne pas être trompé.

C'est en prenant ces précautions que nous avons mis à l'épreuve les fumigations oculaires avec la décoction de foie de bœuf et que nous avons constaté leur propriété antihéméralopique sur un grand nombre de malades. Ce premier fait établi, nous avons supprimé le foie et prescrit les *fumigations avec l'eau chaude*. Comme nous le supposions, les effets ont été aussi avantageux qu'avec les fumigations azotées; puis nous avons successivement expérimenté les fumigations avec les décoctions de mauve et de plantes aromatiques; toutes ont donné des guérisons et ont montré une égale efficacité. La vapeur d'eau serait donc l'agent actif de cette médication. Comment agit-elle? Est-ce en déterminant une sudation de la face ou une révulsion sur la conjonctive? Mais laissons là les hypothèses. Toutefois, en préconisant les fumigations, nous devons convenir que si ce moyen réussit même chez les malades qui ont été soumis en vain à d'autres traitements, il a ses insuccès. Mais nous affirmons que, de tous les remèdes que nous avons employés, c'est celui qui a le mieux répondu à notre attente. Chaque malade, la tête penchée sur un vase rempli d'eau chaude et recouverte d'une serviette, doit recevoir la vapeur sur les yeux. Nous prescrivons deux séances par jour, et chacune d'elles est d'un quart d'heure.

D'autres fumigations très-variées ont à diverses époques

été préconisées, les unes avec les *infusions de café, de thé, le gloria*; les autres avec la décoction de *plantes aromatiques*; Scarpa a vanté les *vapeurs ammoniacales*, et on a fait également usage des *vapeurs d'éther, d'ambre, de storax, etc.* Ces fumigations excitantes, conseillées dans le but de réveiller la sensibilité de la rétine, sont contre-indiquées au début de l'héméralopie, qui offre toujours un état d'éréthisme très-prononcé et qui serait inévitablement exagéré par ces vapeurs irritantes. Peut-être pourraient-elles être utilisées dans les cas chroniques; et encore n'avons-nous pas eu à nous louer des vapeurs d'éther et d'ammoniaque administrées comme Scarpa le voulait, en approchant des yeux un flacon d'ammoniaque jusqu'à production d'un léger picotement et du larmoiement.

Les collyres ont pris rang dans la thérapeutique de l'amblyopie nocturne. Celse nous apprend que de son temps on se servait de la graine de pourpier écrasée et unie au miel, que l'on introduisait dans les yeux à l'aide d'un pinceau. Cette recette est restée dans l'oubli, et nous ne pensons pas qu'il y ait lieu de la regretter. La propriété antihéméralopique du foie ayant été admise, on devait naturellement être porté à expérimenter la bile. Ces essais furent accueillis très-favorablement par quelques observateurs. Galien vantait les instillations avec la bile de chèvre; Aétius voulait qu'on se servît du fiel d'hyène, Avicenne était partisan de celui de bouc et de chèvre, Ettmuller conseilla les collyres avec fiel de bœuf.

Nous ne parlerons pas des lotions des yeux avec l'urine, pas plus que de l'emploi de la fiente de divers animaux, en usage à une époque déjà éloignée de nous; ce sont là de ces médications sur la valeur desquelles il n'y a pas à insister.

De tout temps on a préconisé *les collyres astringents* ou

stimulants; quelques personnes ont cru à l'efficacité des collyres avec le sulfate de zinc, l'alun ou l'acétate de plomb; d'autres ont vanté des collyres avec la pierre divine, le sulfate de cuivre. Mais les uns et les autres ne sont utiles qu'autant qu'il y a complication de conjonctivite. M. Deconihout se servait des *lotions avec le vin de quinquina* pour tonifier la vue et combattre l'intermittence. M. Arbel, chirurgien de marine, faisait usage de *collyres avec l'eau vulnéraire* additionnée de quelques gouttes d'essence de térébenthine. M. Valette, par une erreur étrange, ayant supposé que la pupille se resserrait le soir, et attribuant à tort à cette atrésie la cécité des héméralopes, faisait des *instillations belladonées.* Malgré la théorie erronée de ce chirurgien, les malades guérirent; depuis lors, la belladone n'a plus donné de guérison, ce qui montre que les malades de M. Valette ont guéri spontanément, et non par le fait de la belladone.

M. Rousilhe de Castelnaudary a tenté avec succès, chez un petit nombre de malades, *la cautérisation péricornéenne*, méthode dont M. Serres d'Uzès a fait usage contre l'amaurose. MM. Biard, Coindet, etc., reprenant ce mode de traitement, en ont retiré, disent-ils, d'heureux effets. Mais il en est de cette méthode comme de beaucoup d'autres; si on a réuni quelques faits heureux, on a, en revanche, de nombreux revers à leur opposer. Pour nous, l'échec a été la règle. Dans nos premiers essais, nous enregistrâmes des succès, puis bientôt nous nous aperçûmes que la plupart de nos héméralopes nous trompaient, se disant guéris pour éviter la cautérisation. Nous abandonnâmes, dès lors, et cela sans regret, ce moyen désagréable et douloureux et pour lequel nos malades manifestaient si peu de goût. Toutefois, il est possible qu'il ait quelque avantage dans les cas chroniques et rebelles; mais nous conseillerons de substituer le collyre de nitrate d'argent à la cautérisation avec le crayon, qui n'est pas toujours sans inconvénients.

Les anciens faisaient des onctions palpébrales avec différents mélanges excitants, avec du miel renfermant de l'alun et du sel ammoniaque (Aétius, Avicenne, Oribase). Ces onctions ont été remplacées, de nos jours, par *des frictions sur le front* avec le baume de Fioraventi, la pommade ou l'huile ammoniacale, l'éther; nous proposerons au même titre la pommade de Gondret, les frictions péri-orbitaires avec l'huile de croton-tiglium. Utiles dans l'héméralopie à forme asthénique, ces agents stimulants ne réussissent pas aussi bien et même accroissent l'excitation rétinienne lorsque cette affection est compliquée de congestion oculaire ou cérébro-oculaire.

Les vésicatoires volants, placés sur le front et particulièrement sur le trajet des nerfs frontaux, constituent une des médications les plus efficaces. Dès le premier jour, des malades éprouvent une guérison complète ou une amélioration notable; d'autres fois il faut appliquer successivement quatre, six, huit vésicatoires. Quelques héméralopies chroniques résistent; mais, en général, les affections récentes cèdent rapidement, s'il n'y a pas de complications qui contre-balancent l'effet du traitement. Le vésicatoire à la nuque a également son avantage, quoiqu'il agisse plus lentement et avec moins d'énergie. Il doit être préféré dans les cas d'amblyopie nocturne avec congestion oculaire qui exigent une révulsion prolongée ou quand, ce qui arrive certaines fois, les vésicatoires trop rapprochés de l'œil surexcitent la rétine.

Les cautères derrière les oreilles, le séton à la nuque trouvent leur indication dans les héméralopies chroniques. Nous devons avouer que nous avons eu bien rarement l'occasion d'en faire l'essai. Larrey, ayant constaté l'influence des moxas pour stimuler le système nerveux affaibli ou disposé à l'atrophie, avait proposé l'usage des petits moxas placés sur les bosses occipitales et à la base du crâne. La cautérisation ponctuée superficielle sur le trajet des nerfs frontaux pourra avoir son utilité et devra être prescrite dans les cas restés indifférents à tous les autres moyens.

La strychnine est un agent puissant, mais qui ne doit être conseillé que lorsque l'héméralopie est dépourvue de toute excitation rétinienne; alors elle est susceptible de rendre des services. Nous avons recueilli de nombreuses observations de guérison obtenues par ce moyen. On doit l'employer de préférence par la méthode endermique; on saupoudre deux petits vésicatoires placés au-dessus de chaque orbite, avec un, deux, trois centigrammes de strychnine, ou l'on fait des injections hypodermiques avec une solution de sulfate de strychnine. Pris à l'intérieur, ce médicament a été sans action chez nos malades, et il en a été ainsi des instillations oculaires avec la solution de strychnine à haute dose.

Il peut, dans certains cas, être avantageux de recourir à *l'électricité* ou à *l'électro-puncture*. Bamfield a noté quelques guérisons à la suite de ce traitement. Trois insuccès ne nous permettent pas de juger cet agent; dans les cas où tout a échoué, c'est un moyen à essayer.

Tel est l'ensemble de la médication locale proposée pour combattre l'héméralopie; mais là ne se sont pas bornés les efforts des praticiens; on a aussi fait appel à la médication générale, on a eu recours aux antiphlogistiques, aux vomitifs, aux purgatifs, aux diurétiques, etc., etc.

La saignée générale a été fréquemment employée, la saignée locale beaucoup moins; les résultats obtenus ont été très-variables; mais il faut avouer que très-souvent les émissions sanguines ont été faites sans discernement. Confondant toutes les héméralopies, on les a toutes soumises à une même thérapeutique ; or, voici ce qui ressort des faits que nous avons étudiés. Dans les héméralopies simples, les saignées ne modifient en rien les troubles visuels ; lorsqu'il y a complication de congestion oculaire ou cérébrale, elles deviennent au contraire utiles. Plusieurs fois nous avons eu occasion de voir des cécités disparaître le jour où l'on avait pratiqué la saignée. Cependant, le plus souvent, l'amélioration n'était pas immédiate, et les malades ne recouvraient la complète intégrité de la vue qu'après deux ou trois jours et avec l'aide de révulsifs intestinaux ou de quelques pédiluves sinapisés. Chez quelques-uns, la congestion persistant, on a dû faire deux saignées; enfin, chez d'autres, malgré la disparition de l'état congestif cérébro-oculaire, malgré une ou plusieurs saignées, l'héméralopie n'a pas cédé.

M. Jobit a employé *la saignée du pied;* nous en avons usé quelquefois ; mais les cas sont trop peu nombreux pour que nous puissions établir un parallèle entre cette phlébotomie et celle du pli du bras. La saignée locale, des sangsues derrière les oreilles, des ventouses scarifiées à la nuque seront préférables pour les individus affaiblis ou d'une mauvaise constitution, et encore doit-on en être sobre. *Les pédiluves vinaigrés* ou *sinapisés* sont des auxiliaires qu'il est bon de ne pas oublier.

Pendant notre séjour à Marseille, au milieu de l'été, nous nous sommes bien trouvé de l'usage *des bains de mer*. Plusieurs malades ont été soumis aux affusions froides : les uns les ont reçues sur tout le corps, les autres seulement sur la tête ; leur durée était de 5 à 6 minutes. Pour un grand nombre les effets ont été douteux ; mais quelques-uns ont éprouvé de l'amélioration ou ont été guéris après plusieurs jours de ce traitement.

Scarpa a insisté d'une manière toute particulière sur l'emploi *des évacuants* dans l'héméralopie, qu'il regardait comme fréquemment liée à un mauvais état des voies digestives. Appuyant son opinion sur des observations d'individus atteints de cécité guéris à la suite d'une diarrhée intense ou de vomissements, il prescrivait 15 centigrammes d'émétique dissous dans cent vingt-cinq grammes d'eau, qu'on donnait par cuillerée toutes les demi-heures jusqu'à ce qu'on eût obtenu des vomissements abondants ; puis, le lendemain, il ordonnait une poudre résolutive composée de trente grammes de crème de tartre, cinq centigrammes d'émétique, divisée en six paquets, à prendre en quarante-huit heures, et dont l'usage était continué pendant sept ou huit jours consécutifs. Lorsque le malade éprouvait des nausées sans vomir et qu'il n'avait pas de mieux, il revenait à l'émétique. D'autres praticiens ont vanté les évacuants, et on les a conseillés pour tous les cas d'héméralopie sans distinction de forme. C'est, avant tout, dans la cécité nocturne avec perturbation des voies digestives qu'il convient d'y recourir ; suivant l'indication, on donnera les purgatifs ou l'émétique ; s'il y a congestion cérébro-oculaire, on les associera avec avantage aux antiphlogistiques. Dans l'héméralopie simple, ils font peu d'effet, et c'est avec raison que plusieurs personnes ont mis en doute leur efficacité.

Oribase, Aëtius, Avicenne, ont parlé *des sternutatoires* et *des sialagogues*, et ont préconisé les racines de pyrèthre, d'angélique et la rue, moyens tout aussi insuffisants que *les sudorifiques* et les *diurétiques*, qui étaient en faveur autrefois.

Nous avons fait prendre à plusieurs héméralopes des potions avec l'ammoniaque, l'acétate d'ammoniaque, l'éther, cherchant à déterminer une excitation générale et à favoriser celle de la rétine. Certains malades ont cru reconnaître un léger changement; l'un d'eux fut même complétement guéri au bout de 24 heures. Mais les effets ont été chez les autres trop incertains pour que nous soyons autorisé à recommander cette médication. Elle pourrait, néanmoins, être associée aux excitants locaux chez les individus affaiblis et ayant une héméralopie asthénique.

Les *antispasmodiques*, la valériane, entre autres, ont été conseillés, puis abandonnés. Scarpa en faisait usage et ajoutait le quinquina à la fin du traitement, quand il s'était servi inutilement de l'émétique, des vésicatoires à la nuque et des vapeurs de carbonate d'ammoniaque dirigées sur les yeux.

Hidd est partisan de *la térébenthine* à l'intérieur; Mackenzie a réussi avec la *bebéerine;* Bidault a attribué à l'*extrait de ciguë* donné pendant plus d'un mois des guérisons qui semblent plutôt l'effet du temps. Il en est probablement de même de l'infusion de *centaurea cyanus* dont se servent avec avantage, assure-t-on, les paysans russes.

D'après tout ce que nous avons écrit à propos de l'intermittence, on comprend qu'on ne doit avoir aucune confiance dans les *antipériodiques*, si ce n'est pour des cas exceptionnels d'héméralopie à forme franchement intermittente. Aussi n'avons-nous pas été surpris des insuccès que nous ont donnés le sulfate de quinine et la décoction de quinquina.

Nous avons dit que les anciens étaient dans l'habitude, en employant les fumigations de foie, de faire manger ce viscère à leurs malades. Mais, depuis longtemps, cette pratique est tombée dans l'oubli, et bien peu de personnes font, de nos jours, usage du foie à l'intérieur. Cependant, dans *l'Union médicale* du 19 août 1858, on rapporte qu'en Allemagne, M. Fuesslin le préfère aux autres antihéméralopiques; et il y a quelques années, M. Despont de Mauzevin a préconisé, dans le même journal (9 septembre 1858), *l'huile de foie de morue* à l'intérieur, médication qui se rapproche beaucoup de la précédente et qui nous rappelle que déjà Aétius avait conseillé le foie de poisson.

Nous avons essayé ce médicament, et nous l'avons donné à un certain nombre d'héméralopes à la dose de 20 à 30 grammes le matin à jeun. La rapidité et la régularité de son action ont été telles, que nous avons été surpris des résultats remarquables que nous avons obtenus. Chez quelques malades la guérison a été presque instantanée, c'est-à-dire que, 24 heures après la prise du remède, l'affection oculaire était dissipée ; les autres ont été guéris le 2e ou le 3e jour ; rarement nous avons été forcé de prolonger le traitement au delà du 4e jour. Non-seulement nous avons réussi dans les héméralopies récentes, mais nous avons triomphé avec la même facilité d'amblyopies nocturnes anciennes et qui avaient résisté aux traitements les plus variés, et nous avons constaté l'efficacité de cette médication dans les cas sthéniques ou asthéniques, simples ou compliqués. Toutefois ce serait se faire illusion que de croire qu'il suffit toujours de prescrire quelques grammes d'huile pour guérir l'héméralopie ; il est certain et nous en avons eu plusieurs fois la preuve, que le trouble visuel disparaîtra sous son influence ; mais s'il existe en même temps une congestion cérébro-oculaire, celle-ci persistera, et les malades, tout en ayant recouvré l'intégrité de la vue, présenteront du larmoiement avec une légère photophobie ou une pesanteur frontale, etc. Il y aura donc une seconde indication à remplir pour compléter la guérison et pour prévenir une récidive. Il en sera de même pour toute autre complication, et, si nous appelons l'attention sur celle-ci, c'est qu'elle est la plus fréquente. Nous avouons notre ignorance relativement au mode d'action de l'huile de foie de morue sur les yeux ;

seulement il est bien certain qu'elle n'agit pas, comme on pourrait le supposer, par ses qualités nutritives, car la plupart de nos malades n'ont pris que trois cuillerées d'huile, et plusieurs ont même été débarrassés de leur héméralopie après la première dose. On pourrait être disposé à penser que les éléments iodurés ont une part dans la guérison; pour nous, tout ce que nous savons, c'est que nous avons administré de l'iodure de potassium à des héméralopes, et que nous avons vu la cécité nocturne s'améliorer et même disparaître complétement; mais nos expériences n'ont été ni assez nombreuses ni assez concluantes pour que nous ayons pu nous former une opinion bien arrêtée sur l'action de ce sel.

Nous avons étudié chaque remède en particulier et nous avons montré que, parmi les différents agents préconisés contre l'héméralopie, un certain nombre n'ont aucune efficacité ou une action douteuse, et que beaucoup d'autres, tout en étant utiles, sont loin de toujours réussir. Il nous reste, en terminant, à rappeler que la cécité nocturne est, à tort, regardée comme une torpeur de la rétine et qu'on est trop souvent porté à employer les excitants sous forme de collyres, de frictions stimulantes autour du front, afin de réveiller la sensibilité rétinienne ; il faut se souvenir qu'à son début, l'héméralopie offre, presque toujours, un état sthénique qui contre-indique toute stimulation. Ainsi donc, tant que la rétine est impressionnée péniblement par les rayons solaires, que les yeux pleurent, soit le jour, soit la nuit, le traitement excitant doit être proscrit. Pendant toute la période d'excitation rétinienne, le malade doit fuir une lumière trop vive, éviter la lecture et tout ce qui peut fatiguer la rétine. En même temps on prescrira les fumigations aqueuses sur les yeux ou mieux l'huile de foie de morue, et on y joindra quelques légers révulsifs, des purgatifs, des pédiluves sinapisés et même, au besoin, des ventouses sèches ou légèrement scarifiées. C'est dans l'héméralopie asthénique seulement, si l'huile de foie de morue fait défaut, qu'il convient de faire usage des excitants locaux et généraux, des frictions stimulantes sur le front et des vésicatoires volants avec ou sans strychnine, et c'est aussi, alors, qu'on ordonnera les collyres excitants avec le nitrate d'argent, les fumigations ammoniacales dirigées sur les yeux. Les cautères derrière les oreilles, le séton, les moxas, la cautérisation ponctuée, ne doivent intervenir que comme ressource extrême.

Il est inutile d'ajouter que les complications exigent des modifications dans le traitement et de rappeler que dans les cas compliqués de congestion cérébro-oculaire, d'embarras gastrique, une saignée, un émétique suffiront souvent pour confirmer la guérison.

Résumant en peu de mots les pages qui précèdent, nous dirons :

1° Que l'héméralopie peut être sporadique ou épidémique, mais qu'elle est le plus souvent épidémique et qu'il n'est pas rare de la voir régner endémiquement dans certaines localités;

2° Qu'elle s'observe à tous les âges et principalement chez l'adulte ;

3° Qu'elle est propre à tous les sexes et à toutes les conditions ;

4° Que la forme sporadique peut être congénitale et même héréditaire ;

5° Qu'elle est beaucoup plus fréquente chez les soldats et les marins que dans la population civile, où, cependant, on la voit quelquefois, et particulièrement chez les habitants de la campagne qui travaillent aux champs ;

6° Que, sporadique, endémique ou épidémique, elle paraît presque toujours au printemps ou en automne ;

7° Qu'elle n'est pas exclusive aux pays chauds, mais qu'elle se développe dans tous les climats et surtout dans ceux qui offrent de grandes variations de température entre le jour et la nuit;

8° Qu'elle se montre, quelle que soit la situation des localités, mais de préférence dans les contrées brumeuses et humides près des cours d'eau ;

9° Qu'elle est produite généralement dans l'armée par les variations de température du jour et de la nuit, plus marquées au printemps et en automne qu'à toute autre époque de l'année ;

10° Que les autres causes invoquées ont une influence moins directe et n'agissent le plus ordinairement que comme prédisposantes ; telles sont : les agents débilitants, la réverbération ou toute excitation exagérée et prolongée de la rétine, l'humidité, le mauvais état des voies digestives, etc. ;

12° Que la plus grande fréquence de l'héméralopie chez le soldat et le marin est due aux gardes de nuit, qui l'exposent au refroidissement nocturne succédant à l'insolation ;

13° Que cette affection n'est point une simple asthénie de la rétine, mais le résultat d'une perturbation spéciale de cette membrane et qu'elle doit être classée parmi les névroses ;

14° Que l'altération de la vision existe aussi bien le jour que la nuit, comme on peut s'en convaincre en plaçant le malade dans l'obscurité ;

15° Qu'elle se présente sous deux formes qui constituent l'héméralopie sthénique et l'héméralopie asthénique, la première se montrant toujours au début de la maladie ;

16° Qu'elle est fréquemment compliquée de congestion cérébro-oculaire, quelquefois d'embarras gastro-intestinal ou de débilité générale ;

17° Qu'elle se guérit le plus souvent après quelques jours de durée ;

18° Que le traitement doit être surtout basé sur l'état sthénique ou asthénique de la rétine.

FIN.

www.ingramcontent.com/pod-product-compliance
Ingram Content Group UK Ltd.
Pitfield, Milton Keynes, MK11 3LW, UK
UKHW022127190726
13855UKWH00003B/1058